# Klangyoga für Kinder

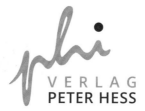

VERLAG
PETER HESS

**Impressum**
1. Auflage 2017
© Verlag Peter Hess, Tina Buch
Alle Rechte vorbehalten.
Text: Tina Buch
Umschlaggestaltung: Sandra Lorenz
Fotos: Tina Buch, Sebastian Buch, Sara Jurak, Sabine Voss
Lektorat: Ulrich Krause, Dr. Christina M. Koller
Layout: Sandra Lorenz
ISBN 978-3-938263-16-7
Druck: WIRmachenDRUCK GmbH, Backnang

**Wichtiger Hinweis**
Alle Ratschläge und Übungen aus diesem Buch wurden von der Autorin sorgfältig recherchiert,
geprüft und in der Praxis erprobt. Dennoch kann keine Garantie übernommen werden.
Eine Haftung der Autorin, beziehungsweise des Verlags und seiner Beauftragten ist ausgeschlossen.

Tina Buch

# Klangyoga für Kinder

Ein Praxisbuch für Kindergarten, Schule, Familie
und den Kinderyoga-Unterricht

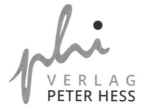

VERLAG
PETER HESS

# Inhaltsverzeichnis

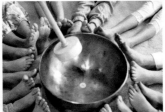

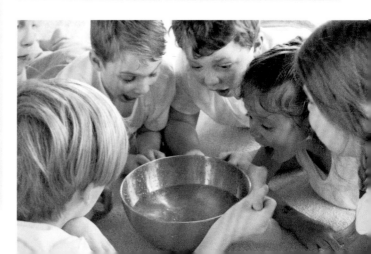

# Vorwort von Emily Hess

Die Kinderyogalehrerin Tina Buch hat bei mir, Emily Hess, Seminare zum Klangyoga besucht und dabei die wundervollen Synergieeffekte in der Verbindung von Klang und Yoga erlebt. Für sie war sofort klar, dass sie die Klangschalen als eine wunderbar ergänzende Bereicherung im Zusammenspiel von Bewegung und Entspannung auch in ihren Kinderyoga-Unterricht integrieren wollte.

Sie entwickelte ein Konzept, das sich in der Praxis bewährt hat. Die Freude der Kinder und positiven Rückmeldungen waren eine so schöne Bestätigung, dass daraus die Idee zu vorliegendem Buch entstand. Tina Buch wollte ihre Erfahrungen auch für Interessierte zugänglich machen und ein Sachbuch für den professionellen Einsatz im Kinderyogaunterricht, aber auch für ErzieherInnen, SportlehrerInnen, ÜbungsleiterInnen und natürlich auch für Eltern veröffentlichen. Die Möglichkeit, dass Eltern und Kinder gemeinsam die Übungen praktizieren, war ihr ein besonders Anliegen – dies spiegelt sich in den zahlreichen Eltern-Kind-Variationen vieler Asanas und Übungen.

Entstanden ist ein didaktisch und methodisch wertvolles Buch, das durch seine reiche Bebilderung zu einzelnen Übungssequenzen und die konkreten Beschreibungen ein praktischer Ratgeber ist, dessen erprobte und bewährte Settings sich leicht in die Praxis umsetzen lassen. Tinas Klangyoga für Kinder macht einfach Freude! Es ist leicht zu erlernen und schafft sowohl für die Kinder als auch für die Eltern eine Erleichterung im Alltag.

Ich freue mich sehr darüber, dass Tina Buch mein Anliegen, mit Klangyoga Freude in die Welt zu tragen, übernommen hat und es für Kinder möglich macht, sich zu zentrieren, zu entspannen und dadurch sicher auch leichter zu lernen.

Ich wünsche Tina Buch viel Erfolg mit dieser Neuerscheinung und Ihnen liebe Leserinnen und Leser viel Freude beim Lesen und der praktischen Umsetzung!

Emily Hess
Schweringen, im Dezember 2016

**Emily Hess**
Diplom-Yogalehrerin (Ayur®Yoga). Zusammen mit Peter Hess entwickelte sie 2001 die Peter Hess®-Klangpädagogik und KliK®-Klingende Kommunikation. Sie gibt Seminare im In- und Ausland, leitet zusammen mit ihrem Mann, Peter Hess, das Peter Hess® Institut. Sie hat als Autorin und Herausgeberin an verschiedenen Büchern und CDs mitgewirkt. Ihr neuestes Buch „KlangYoga: Freude · Entspannung · Rhythmus – Der Weg zur inneren Freiheit" ist 2016 im Windpferd-Verlag erschienen.
www.emilyhess-klangyoga.com
ww.peter-hess-zentrum.de

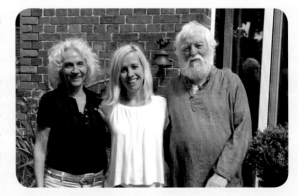

Emily Hess, Tina Buch, Peter Hess

# Geleitwort von Thomas Bannenberg

Nada Brahma - Die Welt ist Klang. Diesen Titel trug meine allererste Yoga-Fortbildung nach meiner Ausbildung zum Yogalehrer BDY/EYU. Der Referent war mir „vom Hören" her sehr vertraut - Joachim-Ernst Berendt, Mitbegründer des Südwestfunks, Radiojournalist und Autor.
In seinem Seminar erlebte ich in Meditationen und anderen Übungen erstmalig die Dimensionen von „Klang-Fülle". Er zeigte die Verbindung von Yoga und Klang und ließ Philosophie sich mit Musik verbinden - zu tiefer Innenschau und Erkenntnis.

Im modernen Yoga ist das Tönen, das Singen und die Meditation auf Klang ein etwas vernachlässigter Bereich der Praxis. Alle Grundlagen-Texte des Yoga beschreiben jedoch Übungen dazu und insbesondere den Nutzen von Klang-Meditationen. Sie betonen den Wert des Singens. Und wie viele Kinder singen heute noch selbst? Der Klang ist hörbare Schwingung und wirkt über das Ohr so unmittelbar und umfassend auf uns ein wie kein anderer Sinneseindruck. Und Klang wird nicht nur gehört, sondern vielmehr empfunden.

Nada Brahma - die ganze Welt ist tönender Klang, ist vibrierende Schwingung, Rhythmus und fortwährende Resonanz. Das ist Yoga. Denn Klang, Schwingung, Resonanz gehören zu unseren Erfahrungen, die wir täglich machen können - wenn wir dafür ein „offenes Ohr" haben. Wenn unser Herz bereit ist, in Resonanz zu treten mit dem Anderen, dem Mitmenschen, den Geschöpfen dieses Planeten. Alles ist in permanenter Schwingung auf dieser Erde und im gesamten Kosmos. Eine entsprechend angeleitete Yoga-Praxis führt zu einer feinen und tief empfundenen Resonanz mit diesen Schwingungen.

In diese wundervoll weite Welt des Klangs führt Tina Buch nun Kinder auf der Basis des Emily Hess®-Klangyoga.
Ich wünsche von ganzem Herzen vielen Kindern schöne klangvolle Erfahrungen mit Yoga und Klang, damit sie frühzeitig in Ein-Klang kommen mit sich, den eigenen Bedürfnissen und denen anderer.
Nach innen lauschen und spüren, sich des eigenen Selbst bewusst werden, um dann im Außen Resonanz zu erleben und mit seiner eigenen Schwingung Teil des großen Lebens-Orchesters zu sein - das wünsche ich möglichst vielen Kindern und uns allen.

Thomas Bannenberg
Heidelberg, im Dezember 2016

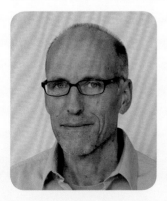

**Thomas Bannenberg**
Diplom-Sozialpädagoge FH, selbstständiger Yogalehrer (BDY/EYU) seit 1986, mit Schwerpunkt Kinderyoga seit 1987; Gilt als „Pionier" des Kinderyoga in Deutschland, Österreich und der Schweiz und entwickelte die erste pädagogisch fundierte Kinderyoga-Ausbildung; seither Aus- und Weiterbildungen im Kinderyoga in allen deutschsprachigen Ländern, mehr auf **www.kinderyoga-akademie.de**
Webmaster der Informations-Seite **www.kinderyoga.de**
Zahlreiche Veröffentlichungen zum Thema, u.a. Autor des meistverkauften deutschsprachigen Buches „Yoga für Kinder", erschienen bei Gräfe und Unzer. Lebt mit Familie in Heidelberg.
Kontakt gerne über: info@bannenberg.de

# Einführung

### Wie die Idee „Klangyoga für Kinder" entstanden ist

Yoga und Klang, zwei bewährte und erprobte Methoden, neu kombiniert. Welch wunderbare Idee von Emily Hess, der Begründerin des Emily Hess®-Klangyogas, auf dessen Basis ich das „Klangyoga für Kinder" entwickelt habe.

Emily Hess hat, basierend auf ihren langjährigen Erfahrungen in der Arbeit mit Klangschalen (Peter Hess®-Klangmethoden) und als Yogalehrerin, neue Möglichkeiten geschaffen, Klangschalen gezielt in den Yogaunterricht zu integrieren und diesen damit zu bereichern. Der direkte Einsatz von Klangschalen in den Asanas (Körperübungen) ist neu und besonders. Die Klänge laden uns ein, ruhig zu werden, zu entspannen und unsere Aufmerksamkeit zu fokussieren. Klang zur Atemunterstützung hilft, uns mit unserem ureigenen inneren Rhythmus zu verbinden, Musik und Mantren in den Yogaflows bieten eine neue Leichtigkeit und Freude.

Beschwingt und inspiriert von meiner Ausbildung zur Emily Hess®-Klangyogalehrerin baute ich das neu Erlernte in meinen Yogastunden mit ein. Da ich auch im Kinderyogaunterricht immer schon mit Klang gearbeitet habe, war es eine Selbstverständlichkeit, auch hier die Klangyoga-Methode mit einzubeziehen.

Die Kinder experimentierten voller Freude mit den Klangschalen, die ich ihnen zur Verfügung gestellt habe. Sie entdeckten die Schalen mit allen Sinnen: Sie haben den Klang gehört, die Schwingungen gespürt, die Klangschalen gerochen, die Klangschwingungen sichtbar gemacht (z.B. mit Wasser, das in der Schale durch das Anschlägeln zum Schwingen gebracht wurde), und dann haben sie das Wasser aus der Schale getrunken und probiert.

Es ist schon erstaunlich, wie faszinierend die Klangschalen auf die Kinder wirken und wie behutsam sie mit ihnen umgehen. Vielleicht macht das die goldschimmernde Erscheinung, die jede Klangschale wirken lässt, oder der Klang, oder die Schwingungen...... ?
Welche Frage! Die vielseitigen und langjährigen Erfahrungen mit den Peter Hess®-Klangmethoden für Kinder bestätigen die positiven Wirkungen von Klang.

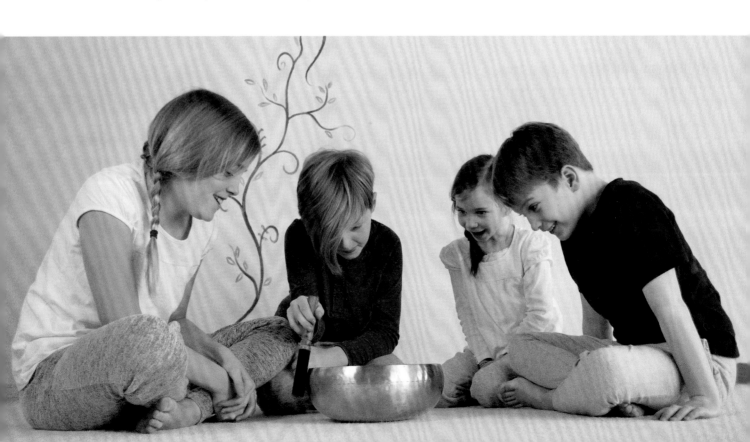

Kinder sind sehr empfänglich für Klang. Ich habe die Erfahrung gemacht, dass der Klang unheimlich schnell wirkt.

Diese „Zauberschalen" haben natürlich noch mehr Möglichkeiten als Klang und Schwingung. Ja, sie können wirklich zaubern, das können zahlreiche Kinder aus meinen Gruppen bestätigen, denn sie haben es selber erlebt! Sie wurden verzaubert, zu Yogatieren, zu Blumen, Bäumen, Fantasiegestalten.....
Und sie haben selber gezaubert! Mit der Zauberschale! Es hat funktioniert....

Durch die Emily Hess®-Klangyoga-Methode sind noch viele neue Ideen und Inspirationen dazugekommen. Die Methode wurde kindgerecht umgesetzt und dem Kinderyoga mit all seinen Methoden angepasst.  So ist „Klangyoga für Kinder" entstanden!

Dieses Buch bietet Informationen und Ideen zu den unterschiedlichen Einsatzmöglichkeiten von Yoga und Klang in der Arbeit mit Kindern.

Diese neuen Impulse werden den Alltag mit Kindern innerhalb der Familie und auch den Kinderyogaunterricht auf vielfältige Weise bereichern.
Ich wünsche mir, dass meine Begeisterung für diese wunderbare Verbindung von Yoga und Klang zu dir und vor allem zu den Kindern überspringt.

Herzlichst Tina Buch

„Klangyoga hilft dir,
die Rüstung des Alltags abzulegen,
damit die Flügel der Freude und Leichtigkeit wachsen können."
(Tina Buch)

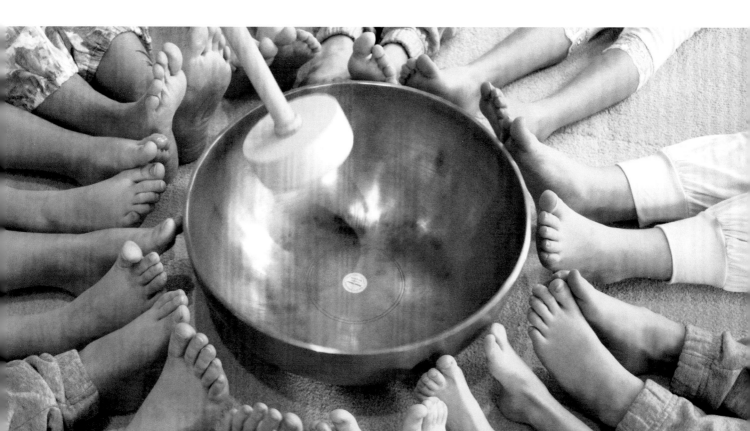

## Entspannung fördern, Lernkompetenzen stärken

Entspannungsangebote für Kinder zu schaffen, ist in der heutigen Zeit mehr als notwendig. Leistungsdruck, Reizüberflutung durch Medien, Aggressionen, fehlendes Körperbewusstsein, mangelndes Selbstvertrauen sind nur einige Probleme, die durch eine fehlende Balance von Anspannung - Entspannung, Lebendigkeit - Ruhe, Bewusstsein - Unterbewusstsein u.v.m. entstehen und zu gesundheitlichen Belastungen führen können wie z.B. Kopf- und Bauchschmerzen, Schlafstörungen, Ängste usw. Wichtig ist, einen Ausgleich zu den vielfältigen, alltäglichen Herausforderungen zu schaffen, um wieder Kraft zu schöpfen.

Die entspannende und stressreduzierende Wirkung der Peter Hess®-Klangmethoden wird durch verschiedene Studien bestätigt (vgl. Fachzeitschrift Klang-Massage-Therapie 9/2014). Yoga ist eine erprobte und bewährte Methode, die sogar von den Krankenkassen gefördert wird. Klangyoga, die Kombination aus beiden Methoden, zielt darauf, die Kompetenzen der Kinder zu stärken. Klangyoga hilft:

- durch eigene Erfahrung dem Körper und seinen Signalen wieder mehr Beachtung zu schenken und somit angemessen darauf zu reagieren
- durch gezielte Übungen den Körper zu entspannen, um Krankheiten vorzubeugen
- durch Anwendung erlernter Techniken, auch im Alltag, Aufmerksamkeit, Konzentration und Lernkompetenzen zu fördern
- Selbstbewusstsein und Selbstvertrauen zu stärken, um z.B. Ängste zu verringern
- durch das dialogische Miteinander in den Kursstunden Sozialkompetenzen zu erwerben
- durch die „Reise nach innen", auch über den Atem, aus der eigenen Kraftquelle zu schöpfen

Der Entwicklungsbiologe und Hirnforscher Gerald Hüther sagt (vgl. Bedienungsanleitung für ein menschliches Gehirn, 2010): *„Das Gehirn ist ein soziales Organ und entwickelt sich am besten in einer achtsamen und liebevollen Atmosphäre. Indem wir das richtige Maß an Nähe und Verbundenheit schaffen und den natürlichen Forschergeist und die Entdeckerfreude der Kinder unterstützen, legen wir einen wichtigen Grundstein für die Lust auf ein lebenslanges Lernen."*

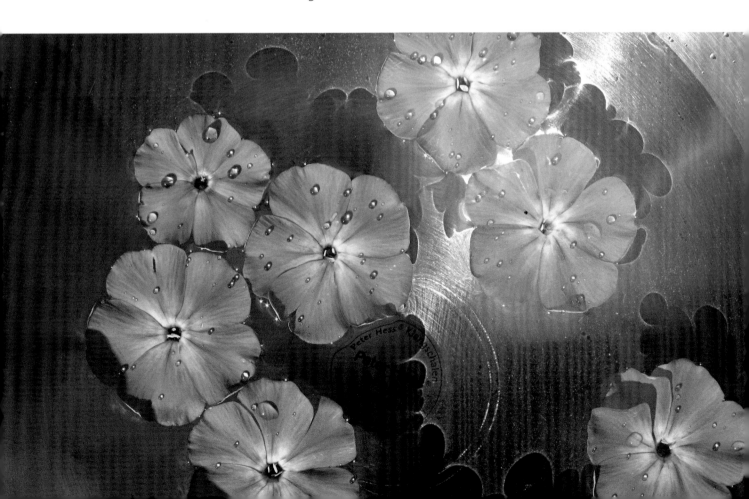

# Die Basis: Klang und Yoga

### Peter Hess®-Klangmassage

Die Basis für die verschiedenen Anwendungsformen von Klangarbeit bietet die Peter Hess®-Klangmassage. Sie wurde vor 30 Jahren von Peter Hess entwickelt und hat an Gültigkeit nicht verloren. Man könnte sogar sagen: Nie zuvor war diese Methode so wichtig wie heute. Und in Kombination mit Yoga holt sie die Kinder (die Menschen) mit ihren vielen Bedürfnissen genau dort ab, wo sie stehen.

> *„Der Ton der Klangschale berührt unser Innerstes,*
> *es bringt die Seele zum Schwingen.*
> *Der Klang löst Spannungen, mobilisiert die Selbstheilungskräfte*
> *und setzt schöpferische Energien frei."* Peter Hess

Auf uns strömen viele Schwingungen ein, die eher schädlich für unseren Organismus sind. Ihnen zu entkommen, ist in unserem Kommunikationszeitalter kaum möglich. Hier setzt die Klangmassage an. Die Arbeit mit Klangschalen gehört in den Bereich der biophysikalischen Ordnungstherapie und basiert auf der Vorstellung, dass lebende Wesen letztlich schwingende Systeme sind. Jeder Mensch hat seine eigenen Schwingungsmuster – sowohl auf zellulärer Ebene, über Gewebeverbände als auch organbezogen. Diese Schwingungsmuster des Körpers und der Klangschalen kommunizieren untereinander und beeinflussen sich gegenseitig. Körperliche und seelische Blockaden zeigen sich dabei in einem Ungleichgewicht der körpereigenen Frequenzen. Das Resonanzprinzip besteht darin, dass die Frequenzen der Klangschalen die Körperfrequenzen „speisen" und den Menschen wieder ins Gleichgewicht, in die Balance führen können. Der Einsatz der Klangschalen und Klänge zielt dabei stets auf die Stärkung des Gesunden und gut Funktionierenden (vgl. Ansatz der Salutogenese). Die Lösungs- und Ressourcen-Orientierung dieser Methoden richtet den Fokus immer auf den ganzen Menschen mit all seinen Fähigkeiten und seinem Wissen – auch wenn ihm diese Ressourcen in manchen Lebenslagen nicht zugänglich sind. Tempo, Intensität und Zielsetzung der Klangsitzungen ergeben sich immer in Abstimmung auf die Bedürfnisse des Klienten – er weiß (im Innersten) am besten, was für ihn gut ist (vgl. Menschenbild der humanistischen Psychologie).

Umso wichtiger ist es, die regenerativen Schwingungen bewusst zu fördern. Die feinen Vibrationen, die von den Klangschalen ausgehen, stimmen den Körper wieder auf seine „innere" Weisheit ein. Genau das wird mit der Peter Hess®-Klangmassage erzielt. Sie bewirkt eine Belebung von Körper, Geist und Seele, harmonisieren und vitalisieren und bringen alles in eine gesunde Balance. Die seit über 30 Jahren erprobte Praxis der Klangmassagen führt schnell in eine tiefe, wohltuende Entspannung und unterstützt und verbessert die Körperwahrnehmung. So wird der Dialog mit der Sprache unseres Körpers ermöglicht. In Resonanz mit den Klangschalen wird die körpereigene Schwingung ausgerichtet, was die Selbstheilungskräfte anregt.

Emily Hess hat in dem von ihr entwickelten Klangyoga Elemente der Peter Hess®-Klangmassage auf eine neue, einzigartige Weise mit Yoga verknüpft. Sie sagt (vgl. KlangYoga, 2016): *„Menschen mit Klangyoga auf der körperlichen, emotionalen und geistigen Ebene anzusprechen, ist mein Anliegen. Klänge sprechen den Menschen auf so einer tiefen und besonderen Ebene an, die durch nichts anderes so tief berührt werden kann. Sich im Klang von Klangschalen, Gongs und Mantras zu bewegen, ganz sanft in sich hineinzuhören und wahrzunehmen, ist eine der tiefsten Erfahrungen, die man machen kann."*

# Kinderyoga

Die Grundlage des Kinderyogas ist Hatha Yoga. Ha-tha heißt übersetzt Sonne - Mond und hat das Ziel, gegensätzliche Tendenzen im Menschen wie anspannen - entspannen, aktiv - passiv, männlich - weiblich, Lebendigkeit - Stille, Bewusstheit - Unterbewusstsein, Rationalität - Intuition ins Gleichgewicht zu bringen und zu harmonisieren, um somit Einheit und Einklang zu erfahren.

Im Kinderyoga finden sich aber auch Elemente aus anderen Yogastilen und Yogatraditionen wieder. Darum ist dieses Konzept wunderbar umsetzbar für Yogalehrer aller Traditionen.

Kinderyoga ist das spielerische und lebendige Kennenlernen und Üben von Asanas (Körperübungen), Yogaflows und Atemübungen ohne Leistungsdruck. Die Übungen sind integriert in Geschichten und kommen dem natürlichen Bedürfnis der Kinder nach Bewegung entgegen. Sie bieten aber auch die wichtige Erfahrung: Entspannung ist nicht langweilig, sondern macht vor allem Spaß und tut gut!

Kinder haben einen direkten Zugang zu den Yogaübungen. Dadurch, dass viele Yogahaltungen Namen von Tieren oder Dingen aus der Natur tragen, haben die Kinder sofort ein inneres Bild zu jeder Übung. Sie verwandeln sich, dadurch erleben sie Yoga und sie erleben sich selbst.

Der große Unterschied vom Erwachsenenyoga zum Kinderyoga ist, dass die Kinder auf die Asanas hinarbeiten und diese dann nur kurz gehalten, dafür aber öfter wiederholt werden - von der Bewegung zur Stille. Je nach Alter oder „Fortschrittlichkeit" der Kinder kann dieser „Stille-Moment" kürzer oder länger ausfallen. Das Herz-Kreislauf-System des Kindes ist viel kleiner als bei Erwachsenen, darum treten die Wirkungen der Asanas schneller ein.

Kinderyoga bietet den Kindern vielfältige Erfahrungsmöglichkeiten. Durch die Atembewegung im Körper und die verschiedenen Empfindungen der Körperteile bei bestimmten Übungen wird die Aufmerksamkeit nach innen gelenkt. Wahrnehmen, spüren und beobachten geschieht nur im Hier und Jetzt, alles andere wird für diesen Moment unwichtig, eine tiefe Entspannung wird möglich.

Kinder entdecken die Yogaübungen mit allen Sinnen für sich und können sich so im Augenblick der Bewegung und der Ruhe auch gefühlsmäßig in der jeweiligen Asana wahrnehmen. Im Laufe eines Kurses spüren Kinder, wie sich körperliche Grenzen und Kompetenzen (ohne Leistungsdruck) verändern und allmählich erweitern. Durch die Stabilisierung des Körpers stabilisiert sich auch die Persönlichkeit.

Im Yoga begibt man sich auf eine wunderbare Reise zu sich selbst. Dabei kommt vieles in Bewegung und man lernt, sich auf eine ganz neue Weise selbst kennen. Nicht nur der Körper verändert sich, auch auf geistiger und seelischer Ebene findet eine Entwicklung statt.

## Klangyoga für Kinder

Klangyoga zielt darauf hin, mithilfe der Klänge die Yogaübungen zu unterstützen. Durch den Klang wird ein Raum des Vertrauens geschaffen, ein entspanntes Ankommen wird möglich. Klang kann noch mehr, die Klänge wirken durch die Schwingung im ganzen Körper. In Verbindung mit den Yogaübungen werden Knochen, Muskeln, Faszien, Organe, Lymphe, Nerven und Energiebahnen stimuliert und in Fluss gebracht. Das unterstützt die Wirkungen der Yogahaltungen und es wird eine Möglichkeit geschaffen, die verschiedenen Körperbereiche wieder differenzierter wahrzunehmen und zu spüren, ganz nach dem Motto „raus aus dem Kopf, rein in den Körper".

Indem wir den Kindern im Yoga die „Aufgabe" geben, sich auf die Klänge zu konzentrieren, helfen wir ihnen, belastende Gedanken oder Ängste loszulassen. Der Geist kann dem Rhythmus folgen und die Schwingung im Raum wahrnehmen. Im Klangraum fällt es den Kindern viel leichter, die Aufmerksamkeit auf den Körper zu richten, besonders wenn die Schalen am oder auf dem Körper angeklungen werden.

# Grundsätzliches zur Durchführung von Klang- und Yogaübungen mit Kindern

### Die Prinzipien der Peter Hess®-Klangmethoden im Kontext von Kinderyoga

Jedes Kind lernt anders und nimmt anders wahr. Es ist wichtig, den Einsatz von Klangschalen gezielt auf die Gruppe, die Stimmung und die Situation abzustimmen. Hier finden die Grundprinzipien der Peter Hess®-Klangmethoden (=Klangmassage und alle darauf aufbauenden Methoden) eine bedeutsame Anwendung!

### Weniger ist mehr!

Egal ob es um die Menge der Übungen in den Yogaeinheiten geht, der Menge an Sinnes- und Wahrnehmungsübungen mit Klang oder auch die Anschlagintensität der Klangschalen, das Prinzip „Weniger ist mehr" ist in allen Bereichen von großer Bedeutung!

Die Kinder erleben in der Schule und im Alltag eine Unmenge von Eindrücken, die sie verarbeiten müssen und die oft stressauslösend wirken. Bei unseren Yoga- und Klangangeboten möchten wir dem entgegenwirken und bewusst entschleunigen, entstressen und entspannen. Die Kinder lieben es, eine Yogaübung ganz in Ruhe zu „er-leben" und es ist wichtig, ihnen Raum und Zeit zu bieten, den Körper ganz bewusst zu beobachten und zu spüren, welche möglichen Veränderungen eingetreten sind. Auch bei den Klangübungen gilt es, nicht zu überfordern. Besonders wenn die Klangschalen und die Klänge neu für die Kinder sind, ist es wichtig, ganz langsam Schritt für Schritt entdecken und erleben zu lassen.

Sanft angeschlägelte Klangschalen wirken entspannend und beruhigend, können Gefühle von Zufriedenheit und Glück in den Kindern auslösen. Wird die Klangschale zu stark angeschlägelt, kann der Klang unangenehm und laut werden. Hier ist die Wasser-Springbrunnen-Übung (Seite 23) eine wunderbare Möglichkeit, dies den Kindern zu veranschaulichen. Auch die richtige Auswahl des Schlägels ist hierbei von Bedeutung (siehe Klangschalen und Materialkunde, Seite 16)

### Dialogisches Miteinander

Jeder Mensch, jedes Kind erlebt die Yogaübungen und die Klangerfahrungen anders. Es ist wichtig, im Dialog mit den Kindern zu bleiben. So erfährt man, welche Übungen den Kindern gut tun, wie sie sich dabei fühlen, aber auch, ob sie etwas vielleicht gar nicht mögen oder unangenehm finden. Auch Kursleiter oder Eltern sollten im Üben und im Spiel mit den Kindern jeden neuen Schritt ankündigen und erklären, somit entsteht ein Gefühl der Sicherheit und die Kinder können vertrauensvoll loslassen und genießen.

*„Sprich mit deinen Kindern, als wenn sie die weisesten, gütigsten, schönsten und wundervollsten Menschen auf der Erde sind. Denn das, was sie über sich glauben, ist, was sie später werden"*
(Brooke Hampton)

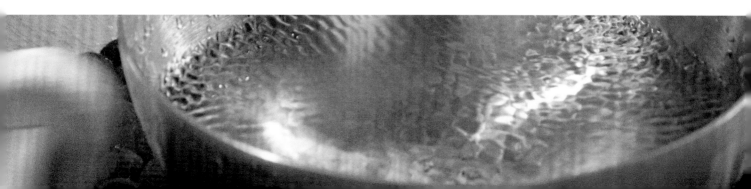

## Ganzheitlichkeit

Genau wie Yoga bieten die Klangübungen wunderbare Möglichkeiten, um Körper Geist und Seele etwas Gutes zu tun, in „Einklang" zu bringen und ein Gefühl der Ganzheit zu erfahren. Darum ergänzen und bereichern sich Yoga und Klang auch so wunderbar.

## Wertschätzung

Ein wichtiger Grundgedanke der Klangmethoden spiegelt sich auch im Klangyoga:

**Jeder Mensch ist in seiner Art einzigartig und vollkommen.**

Es ist wichtig für Kursleiter und Eltern, besondere Fähigkeiten und Stärken des Kindes/der Kinder zu erkennen und zu fördern. Mit gezielten Yoga- und Klangübungen können Kindern besondere Selbsterfahrungen geboten werden. Das stärkt die inneren Ressourcen, das Selbstbewusstsein und die Kreativität!

*Jeder ist ein Genie! Aber wenn ein Fisch danach beurteilt werden würde, wie gut er auf einen Baum klettern kann, würde er sein Leben lang denken, er wäre ein Dummkopf.*

(Albert Einstein)

## Achtsamkeit

*„Achtsamkeit meint das wertungsfreie Beobachten dessen, was ist. Ganz im Augenblick zu sein und bewusst sinnliche Eindrücke, Gedanken und Gefühle wahrnehmen. Indem wir uns in Achtsamkeit üben, lernen wir, im Augenblick präsent zu sein. Dies schult unsere Intuition."* (vgl. Seminarskript „Peter Hess®-Klangmassage II").

Achtsamkeit stellt besonders in der heutigen schnelllebigen und reizüberfluteten Zeit einen wichtigen Stellenwert dar. Achtsamkeit bietet uns jederzeit die Möglichkeit innezuhalten, bewusst (im Hier und Jetzt) zu sein und dadurch zu entspannen.

Achtsamkeit und Aufmerksamkeit sind für Kursleiter und Eltern wichtig, (nicht nur) in der Arbeit mit den Kindern. Begegnen wir unseren Kindern mit Achtsamkeit und Aufmerksamkeit, vermittelt es ihnen direkt ein Gefühl der Wertschätzung.

Indem wir den Kindern Möglichkeiten bieten, in die Yogaübungen hinein zu spüren und den Klang mit allen Sinnen wahrzunehmen, schulen wir ihre Achtsamkeit.

## Weiterführende Literatur zu den Peter Hess®-Klangmethoden

**„Klangschalen für Gesundheit und innere Harmonie",**
**Irisiana-Verlag 2012**

**Stress abbauen, Kreativität fördern, Geschichte, Rituale**
Mit ausführlichen und bebilderten Anleitungen zum Bespielen der Klangschalen:

• Vorbeugung und Therapie mit Klangschalen
• Die Anwendungsgebiete von Bluthochdruck bis zu Muskelverspannungen

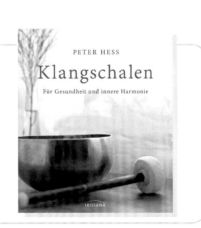

## Hinweise an die Kursleiterin, den Kursleiter

Das Ziel der Yoga- und Klangübungen ist v.a. Entspannung. Entspannung wirkt stressbedingten Gesundheitsbelastungen entgegen. Indem wir den Kindern Entspannungsangebote und -techniken vorstellen, bieten wir ihnen Möglichkeiten, den vielfältigen Anforderungen ihres Alltags gelassener begegnen zu können und damit ihre Gesundheit zu stärken.

## Atmosphäre und Vorbereitung

Das verlässliche und emphatische Verhalten der Kursleitung den Kindern gegenüber schafft eine vertraute und entspannte Atmosphäre. Die Stimmung der Kursleitung spiegelt sich im Verhalten der Kinder wider. Das eigene Einstimmen auf die Yogastunde unterstützt das bewusste und achtsame Ankommen und stärkt die Präsenz. Dieses Einstimmen kann durch Klang, ein Mantra oder ein eigenes Ritual praktiziert werden.

Ein liebevoll gestalteter Übungsraum oder ein gemütlicher Bereich in der Wohnung wirken einladend auf die Kinder und erschaffen eine behagliche Stimmung. Der Raum sollte gut gelüftet und warm sein. Alle Materialien sollten vorbereitet sein. Für Gruppen eignet sich ein Mattenkreis. Ist der Raum mit Teppichboden ausgestattet, kann ohne Matten geübt werden.

Die Mitte kann entsprechend des Themas der Stunde dekoriert werden. Hierbei sollte darauf geachtet werden, dass die Deko auf einer transportablen Unterlage aufgebaut ist (z.B. rundes Tablett), da im Klangyoga die Klangschalen oft mittig eingesetzt werden.

## Vorsichtsmaßnahmen

Bei chronischen oder akuten Erkrankungen sowie Besonderheiten im Bewegungsapparat eines Kindes sollte in jedem Fall mit einem Arzt die Teilnahme an einem Klangyoga-Angebot abgesprochen werden. Auch für Eltern ist es ratsam, bei Unsicherheiten Rücksprache mit einem Arzt zu halten. Hier können bestimmte Übungen abgestimmt werden, die den besonderen Bedürfnissen des Kindes entsprechen.

## Korrekturen

Die Kinder sollen vor allen Dingen Freude und Spaß am Klangyoga haben und die Möglichkeit, ihren Körper langsam neu kennenzulernen. Daher werden Korrekturen der Haltungen nur dann vorgenommen, wenn die Gesundheit der Kinder gefährdet ist. Vorsicht ist v.a. geboten bei Überstreckung der Halswirbelsäule oder der Gelenke. Hier ist es wichtig, sofort mit Korrekturen zu unterstützen. Auch auf die Ausrichtung des Rückens und der Wirbelsäule sollte geachtet werden.

Bei Atemübungen ist darauf zu achten, dass die Kinder weder zu schnell atmen, noch den Atem anhalten. Die Atemübungen in diesem Buch sind darauf ausgerichtet, den Kindern erste Erfahrungen in der Atemwahrnehmung und Atemlenkung zu bieten.

Wichtig ist vor allem, dass die Kinder nur Übungen machen, die ihnen guttun. Jede Übung sollte freiwillig sein.

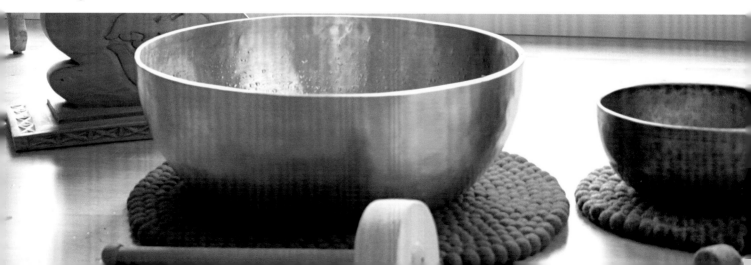

# Der Einsatz von Klangschalen

## Klangschalen und Materialkunde

Für die Klangarbeit empfehle ich Peter Hess® Qualitätsklangschalen, denn diese sind von ihrem Klang und ihrem Frequenzbereich so entwickelt, dass sie bestimmten Körperbereichen zuzuordnen sind. Über 30 Jahre Erfahrung und zahlreiche Forschungen stehen hinter ihrer Entwicklung und bestätigen die positiven Wirkungen.

Die sogenannten „Therapieklangschalen" „und Sangha-Meditationsklangschalen" sind aus einer Bronze-legierung nach alter Tradition gefertigt. Die Schalen werden in Nepal und Indien in Handarbeit herge-stellt. Sie verfügen über eine ausgezeichnete Klang- und Schwingungsqualität und werden mehrfach nach hohen Ansprüchen und Qualitätsstandards geprüft.

## Klangschalen

Die **Beckenschale** (BS) spricht den Solarplexusbereich, den unteren Bauch bzw. Rücken- und Beckenbe-reich an. Diese Bereiche stehen für das erdende, loslassende, entspannende Prinzip. Klang und Schwin-gung der Beckenschale fördern den Zustand der Tiefenentspannung. Im Kinderyoga verwende ich die kleine Beckenschale (alternativ die Sangha-Klangschale mit 1500 oder 2000 g).

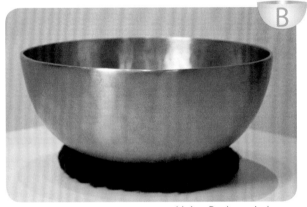

kleine Beckenschale

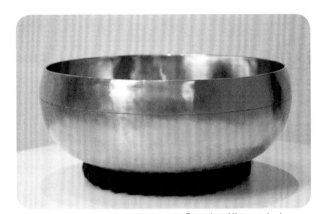

Sangha-Klangschale

Die Frequenzen der **Herzschale (HS)** kommen im Bereich des Herzens, des Halsansatzes und der Schul-terblätter zum Einsatz. Die hellen und hohen Töne versetzen diese Bereiche in harmonisierende Schwin-gungen. Blockaden im Herzbereich, körperlicher und emotionaler Art, können durch diese Schwingung gelockert werden und somit zu einem Gefühl der Weite, Offenheit und Freude führen. Die Herzschale unterstützt mit ihrer Klangfrequenz die Aufrichtung, die Bewegung und das Öffnen in den Asanas. Im Kinderyoga verwende ich die kleine Herzschale (alternativ die Sangha-Klangschale mit 700 g).

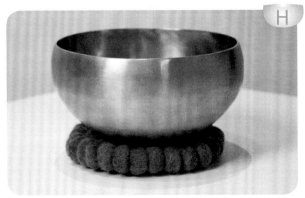

kleine Herzschale

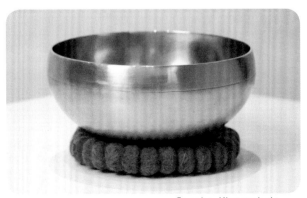

Sangha-Klangschale

Die **Universalschale** - auch **Gelenkschale** genannt - ist wunderbar für den Einstieg in die Klangarbeit geeignet. Hiermit lassen sich die verschiedenen Erfahrungen mit allen Sinnen erleben (siehe Kapitel „Klangspiele zur Sinnesschulung", Seite 19). Sie hat ein sehr umfangreiches Klangvolumen und zeichnet sich durch breit gefächerte und intensive Schwingungen aus. Die Universalschale ist auch dafür geeignet, sie auf dem Körper anzuschlägeln. Hierfür eignen sich besonders Hände und Füße.

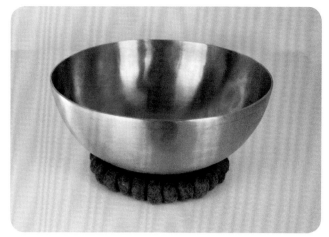

Universalschale

Bei den **Zen-Klangschalen (ZS)** handelt es sich um gegossene Schalen, die anschließend maschinell bearbeitet werden. Sie werden aus einer hochwertigen Metalllegierung mit hohen Zinnanteil hergestellt. Diese Klangschalen haben eine ganz klare und zentrierende Klangqualität. Sie werden vor allem eingesetzt, um die Aufmerksamkeit anzuregen. Sie sind auch wunderbar zum Einleiten und Ausleiten von Meditationen und Klangreisen geeignet.

Alle drei Schalen des **Zen-Schalen-Sets (ZS-Set)** können im Klangyoga aufsteigend oder absteigend angeschlägelt werden und signalisieren somit bestimmte Bewegungsabläufe.

Auch bei Fantasiereisen können diese Schalen, wenn man sie behutsam und sanft anschlägelt, eingesetzt werden. Die Zen-Schalen eignen sich nicht zum Aufstellen auf den Körper.

Für die Arbeit mit den Zen-Schalen eignet sich am besten ein kleiner Schlägel mit Hartfilzkopf.

Zen-Schalen Set

### Untersetzer

Stehen die Klangschalen nicht auf dem Körper, sollten Untersetzer verwendet werden, um eine optimale Schwingung zu gewährleisten und unangenehme Nebengeräusche zu vermeiden. Hierfür eignen sich z.B. die nebenstehenden Filzunterlagen, die speziell für die Klangarbeit entwickelt wurden.

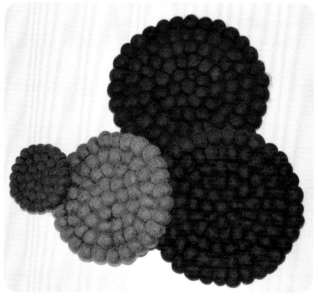

Untersetzer

## Schlägel

Für die Klangarbeit mit den oben vorgestellten Klangschalen empfehle ich folgende Schlägel:

1. **Doppel-Filzschlägel:** Dieser Schlägel mit einem kleinen und einem großen Filzkopf erzeugt einen weichen und warmen Ton. Mit dem großen und kleinen Filzkopf können einer Klangschale unterschiedliche Frequenzen entlockt werden. Dieser Schlägel ist besonders für die Arbeit mit Klangschalen auf dem Körper, also für die Klangmassage geeignet. Auch für verschiedene Sinnesspiele, z.B. den Wasserspringbrunnen eignet sich dieser Schlägel ganz wunderbar.

2. **Gummischlägel (Earth Mallet Medium):** Hierbei handelt es sich eigentlich um einen Gongreiber, aber durch seinen weichen und sanften Anschlag an den Klangschalen und den wunderbar sanften und gleichmäßigen Klang, der dadurch entsteht, ist er besonders gut für den Einsatz bei Klang- und Fantasiereisen geeignet.

3. **Reibeklöppel:** Hierbei handelt es sich um Holzklöppel, die mit Textilleder ummantelt sind. Diese eignen sich zum Anreiben der Klangschalen. Dies erfordert etwas Übung, bringt die Schalen aber in eine besondere Klangschwingung.
   *Der Reibeklöppel sollte ausschließlich zum Reiben genutzt werden, da der Anschlag sonst zu fest und als unangenehm empfunden wird!*

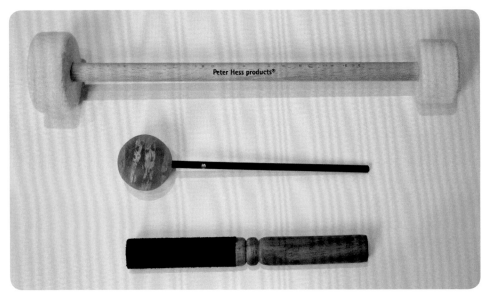

Mit verschiedenen Schlägeln lassen sich unterschiedliche Klänge erzeugen.

## Anschlagtechniken

Der Begriff „anschlägeln" verdeutlicht schon das Prinzip der Technik. Klangschalen werden sanft und behutsam angeklungen, um einen angenehmen, lang schwingenden Klang zu erzeugen.

Besonders wenn die Schale am oder auf dem Körper angeklungen wird, ist es wichtig, dies behutsam zu tun, damit der Körper entspannen kann. Wasser-Springbrunnen und Luftballonübung (Seite 23 und 26) verdeutlichen die verschiedenen Schwingungseigenschaften bei unterschiedlicher Anschlagintensität.

Ein Schlägel wird am oberen Ende des Griffs locker mit den Fingern oder der Hand gehalten und am oberen Rand der Schale angeklungen. Dadurch erreicht man die beste Klangfrequenz. Schlägelt man die Schale weiter „unten" an, wirkt der Klang dumpfer.

Hält man eine Schale in der Hand, um sie anzuschlägeln, ist es wichtig, dass die Hand flach geöffnet ist. Umschließen die Finger die Schale, wird der Klang „verschluckt". Wird eine Schale doch mal etwas zu stark angeschlägelt oder soll der Klang schneller verklingen, kann man den Klang ausstreichen. Man streicht dabei die Schale mit ein oder zwei Fingern von der Unterseite langsam bis oben zum Rand.

# Klangspiele zur Sinnesschulung

Sinnes- und Wahrnehmungsübungen laden ein, achtsam zu werden und sich auf etwas zu konzentrieren, das spannend ist und Spaß macht. Spüren, Wahrnehmen und Fühlen geschieht nur im jeweiligen Augenblick. Dies bietet bewusste Momente, ganz im Hier und Jetzt zu sein - alles andere wird für diesen Moment unwichtig und verliert an Bedeutung (Schulstress, Ärger mit Freunden oder Eltern, Unzufriedenheit etc.). All das führt zu einem tiefen Gefühl des Loslassens, bietet aber auch eine ganz wichtige und nachhaltige Lernerfahrung.

*„Damit das riesige Potenzial an Vernetzungsmöglichkeiten im Gehirn möglichst gut stabilisiert werden kann und die in unseren Kindern angelegten Talente zu Entfaltung kommen, müssen wir ihnen so lange wie möglich Gelegenheit bieten, spielen zu können."*

(Gerald Hüther)

## Klangschalen und Zubehör mit allen Sinnen entdecken

*Materialien: eine oder mehrere Klangschalen, verschiedene Schlägel und Klöppel*

### Ablauf

* die Kinder lernen die verschiedenen Klangschalen und Materialien kennen und können sie ansehen und beschreiben, ertasten und ausprobieren
* wie sehen die Schalen aus, wie die Schlägel?
* wie fühlen sich die Schalen an, wenn man sie anfasst, wie wenn sie auf der Hand stehen oder auf dem Bauch?
* wie riechen die Schalen, wie riecht die Hand, nachdem eine Schale darauf gestanden hat?
* wie klingen die Schalen?
* eine Schale klingt jedes Mal anders, wenn sie mit einem anderen Schlägel, den Fingern oder Händen angeschlägelt wird - welcher Schlägel klingt am besten, wer macht den schönsten Klang?
* verschiedene Schalen haben unterschiedliche Klänge, welche Schale magst du am liebsten?

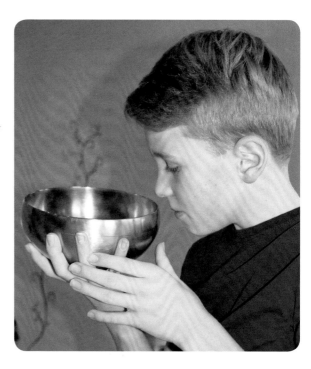

# HÖREN

Die Klänge der Klangschale sind wohltuend und wirken dadurch beruhigend. Je nach Schale, Schlägel und Anschlagtechnik können diese Klänge heller, tiefer, lauter, leiser, lang oder kurz sein. Die differenzierte Wahrnehmung der Unterschiede fördert die Kinder in ihrer Wahrnehmung und schult die Konzentrationsfähigkeit.

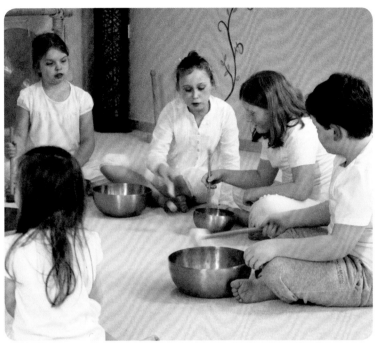
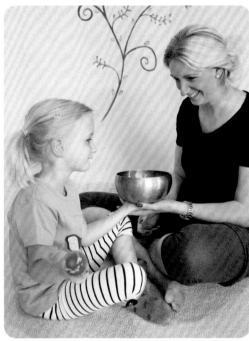

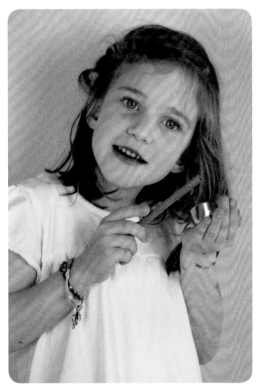
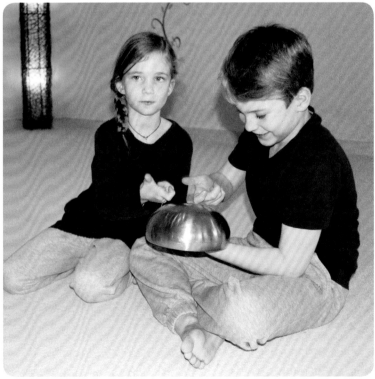

# Lautsprecherregler (für jüngere Kinder)

*Materialien: eine Klangschale, ein Schlägel (weich)*

## Ablauf

- die Kinder setzen sich bequem auf die Matte (oder einen Stuhl)
- sie sollen der angeschlägelten Klangschale lauschen und dabei mit dem Daumen die „Lautstärke", die sie wahrnehmen, signalisieren
- Daumen hoch ist laut, Daumen zur Seite ist leise, Daumen runter ist still
- hierbei ist es interessant zu beobachten, dass die Kinder, die näher an der Schale sitzen, den Klang auch länger hören und ihr „Lautsprecherregler" langsamer nach unten geht als bei den Kindern, die etwas weiter weg sitzen
- sind alle Daumen unten, können die Kinder mal ganz nah an die Schale kommen, vielleicht hören sie doch noch den Klang?

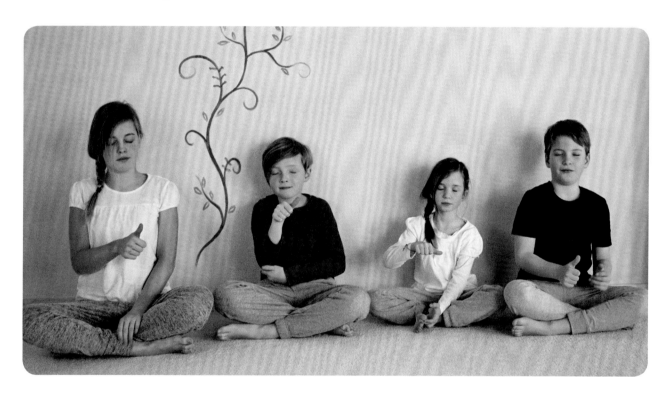

# Klangmeditation (für ältere Kinder)

*Materialien: eine Klangschale (hierbei eignet sich eine lang schwingende Sangha-Schale), ein Filz- oder Gummischlägel*

## Ablauf

- die Kinder setzen sich in eine bequeme Position, wer mag, kann die Augen schließen
- nun wird die Klangschale angeschlägelt, die Kinder dürfen dem Klang lauschen und wahrnehmen, wie der verklingende Klang in die Stille führt

**Tipp: Mit dieser Übung schafft man es schnell, eine laute Gruppe zur Ruhe zu bringen.**

# Aus welcher Richtung kommt der Klang?

*Materialien: eine Klangschale, ein Schlägel*

## Ablauf

- die Kinder setzen sich bequem hin und schließen die Augen (freiwillig)
- die Klangschale wird nun an einem beliebigen Platz im Raum angeschlägelt und die Kinder sollen in die Richtung zeigen, aus der der Klang kommt
- das kann einige Male wiederholt werden
- als Klangspiel: jedes Kind darf einmal die Schale an einem beliebigen Platz im Raum anschlägeln

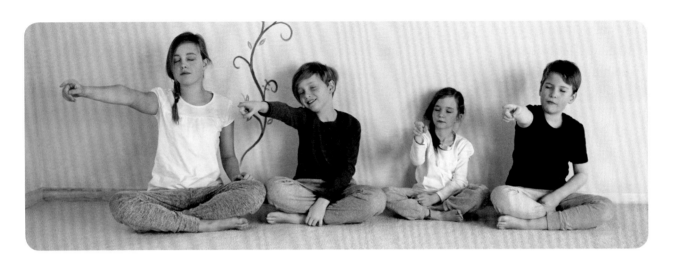

# Klangkonzert

*Materialien: mehrere Klangschalen, Schlägel*

## Ablauf

- die Kinder sitzen bequem im (Matten)Kreis
- jedes Kind darf sich eine vorhandene Klangschale aussuchen, (sind nicht genügend Klangsschalen vorhanden, wird zwischendurch gewechselt)
- zunächst werden die Schalen nacheinander angeschlägelt, das erste Kind beginnt, so kann einen Moment dem verklingenden Klang gelauscht werden, dann ist das nächste Kind dran usw., damit jeder die unterschiedlichen Klänge kennenlernt
- dann dürfen die Klangschalen gleichzeitig angeschlägelt werden und man kann dem Klangteppich lauschen, der entsteht, wenn sich die Klänge miteinander verbinden

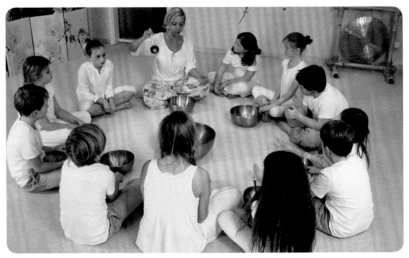

- das Klangkonzert wird beendet, wenn jedes Kind einmal an der Reihe war
- man kann den verklingenden Klängen lauschen und einen Moment in der Stille nachspüren

# SEHEN

Klangschwingung sichtbar zu machen, ist für Kinder faszinierend. Eine Klangschale mit Wasser (oder Reis) gefüllt, erzeugt durch das Anschlägeln eine Bewegung des Inhalts.

Auch hier gibt es je nach Anschlagtechnik Unterschiede. Eine sanft angeschlagene Schale bewegt das Wasser ganz sanft, kleine, geordnete Wellen entstehen. Schläget man fester, kommt das Wasser so in Schwingung, dass sogar ein Springbrunnen entsteht.

Aus den Übungen wird deutlich, wie wichtig es ist, eine Schale sanft anzuschlägeln, um Entspannung und Ruhe zu erzeugen, besonders wenn die Schale auf dem Körper steht.

## Wasser-Springbrunnen

*Materialien: (große) Klangschale, einen Filzschlägel, Wasser*

### Ablauf

* das Wasser wird in die Schale gegossen
* dann wird die Schale zunächst sanft angeschlägelt, hier kann man die Wellen und Muster sehen, die auf der Wasseroberfläche entstehen
* dann wird die Klangschale fester angeschlägelt, hierbei fängt das Wasser an zu springen
* wer mag, darf sein Gesicht über die Schale halten und sich nassspritzen lassen, das Wasser ist von den Schwingungen aufgeladen und die Tropfen fließen vom Gesicht nicht herunter, sondern bleiben kleben

**Tipp 1:** Diese Übung mache ich an warmen Tagen sehr gerne mal zwischendurch, das erfrischt.

**Tipp 2:** Das Wasser nach der Übung direkt wieder aus der Schale herauskippen und die Schale trocknen, damit keine Wasserflecken bleiben!

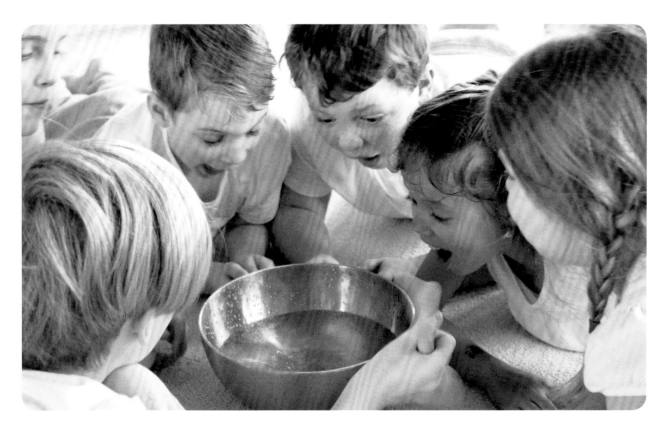

# Wasser-Klangbild

*Materialien: Klangschale, Marmorierfarbe, weiße Karten, Schlägel, Zeitungspapier*

## Ablauf

- Platz mit Zeitungspapier auslegen
- Wasser in eine Klangschale füllen
- nun darf ein Kind ein paar Tropfen der Marmorierfarbe in das Wasser träufeln lassen und die Schale anschlägeln
- die Karte wird nun auf den Farbfilm, der sich auf der Wasseroberfläche gebildet hat, gelegt, dabei kann die Klangschale weiterhin sanft angeschlägelt werden
- nun wird das „Klangbild" herausgenommen und zum Trocknen gelegt
- nun ist das nächste Kind an der Reihe

**Tipp: Da die Marmorierfarbe an den Klangschalen Ränder hinterlässt, ist es sinnvoll, hierfür extra eine andere Schale zu verwenden. Bei der Firma *hess klangkonzepte seit 1989* gibt es die Materialien als Set mit „Fanello-Klangschale", Schlägel, vorgefertigten Karten und Marmorierfarben.**

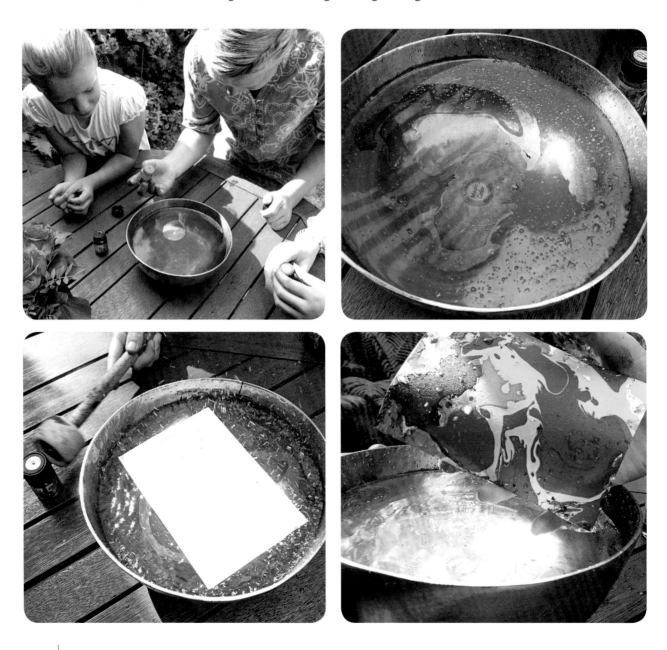

# FÜHLEN

Die Haut ist das größte Sinnesorgan, sie umgibt unseren Körper und schützt ihn. Die Empfindlichkeit unserer Haut ist jedoch nicht überall gleich. Es ist wichtig, auch hier den Kindern vielseitige Erfahrungen mit den Klangschalen zu bieten. Eine Klangschale auf den Füßen fühlt sich anders an als auf den Händen. Eine Klangschale auf dem Bauch schwingt anders als auf dem Rücken. Die unterschiedlichen Empfindungen, die unser Körper aufnimmt, werden auch von unserem Gehirn unterschiedlich verarbeitet.

## Klang auf dem Körper

*Materialien: eine oder mehrere Klangschalen, Filzschlägel*

### Ablauf

- die Klangschale wird auf einzelne Körperteile gestellt, Handflächen, Fingerspitzen, Bauch, Rücken und sanft angeschlägelt (vom Kursleiter, von einem Elternteil, von einem Kind)
- die Kinder können beschreiben, wie sich die Klangschwingungen anfühlen und welche Unterschiede es gibt, je nachdem, wo die Schale steht

**Tipp: Wenn die Kinder durch die Springbrunnen-Übung erfahren, wie das Wasser je nach Anschlagintensität reagiert, haben sie ein besseres Gespür dafür, die Schale sanft anzuschlägeln, wenn sie auf dem Körper steht!**

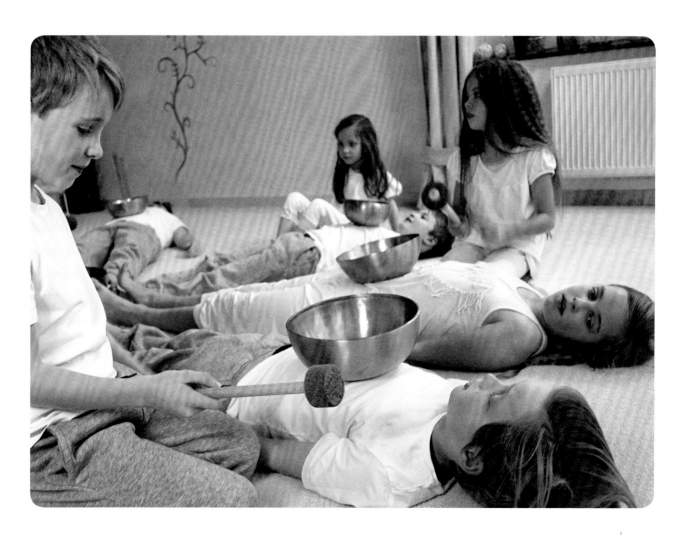

# Wie tief schwingt der Klang

*Materialien: eine Klangschale, ein Filzschlägel*

## Ablauf

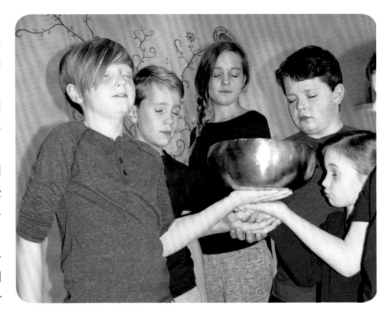

- die Gruppe (Kindergruppe oder Familie) setzt oder stellt sich (in einem Kreis) zusammen
- ein Kind hält die Schale in seiner Hand und alle anderen legen eine Hand darunter
- die Schale wird angeschlägelt und die Gruppe soll spüren, wie weit die Schwingungen durch die Hände übertragen werden
- die Übung kann im Wechsel wiederholt werden; die Person, deren Hand unter allen anderen war, legt sie in der nächsten Runde unter die Schale usw.

# Luftballonübung

*Materialien: Klangschale, Schlägel, Luftballon*

Diese Übung verdeutlicht ganz wunderbar, wie intensiv die Klangschwingungen sind, auch wenn die Klangschale nicht auf dem Körper steht.

## Ablauf

- ein Kind nimmt den Luftballon in die Hand und umschließt ihn mit seinen Handflächen
- eine zweite Person nimmt die Klangschale, schlägelt sie an und geht mit der schwingenden Klangschale auf das Kind und den Luftballon zu
- das Kind kann die Schwingung durch den Luftballon über die Hände wahrnehmen
- die Übung kann einige Male wiederholt werden, hierbei kann der Luftballon auch mal ins Gesicht gehalten werden oder an einen Körperteil
- wird die Übung zu zweit gemacht, wird getauscht
- wird die Übung in einer Gruppe durchgeführt, wird der Luftballon weitergereicht, damit jeder einmal an der Reihe ist

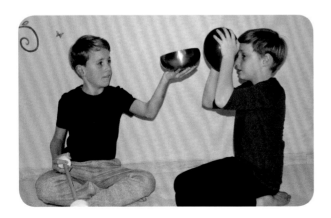

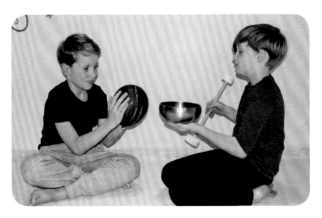

# RIECHEN UND SCHMECKEN

Da Klangschalen aus verschiedenen Metallen bestehen, haben sie auch einen metallischen Geruch. Wenn die Schale einen Moment auf der Hand eines Kindes steht, riecht die Hand auch nach Metall. Viele Kinder sagen, es riecht wie Geld, da sie den Geruch daher kennen.

Probiert man Wasser, das in einer Schale zum Schwingen gebracht wurde, so kann man einen Unterschied wahrnehmen. Das Wasser schmeckt weicher.

## Klang-Wasser trinken

*Materialien: Klangschale, Schlägel, Wasser*

Diese Übung kann wunderbar nach der Springbrunnen-Übung gemacht werden.

### Ablauf

* zunächst dürfen die Kinder das Wasser, das genutzt wird, probieren
* das Wasser wird nun in die Klangschale gefüllt und angeschlägelt
* danach wird das Wasser erneut probiert

Diese Übung kann man in Kombination mit der Affirmationsübung „Zaubersuppe kochen" (Seite 140) machen.

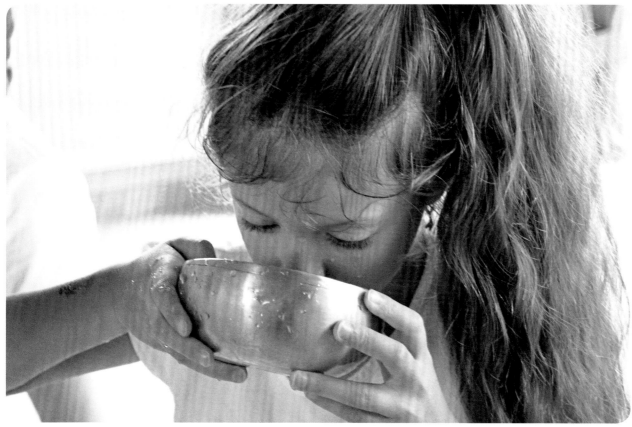

**Weiterführende Literatur**

„Klangschalen – Mit allen Sinnen spielen und lernen", Kösel-Verlag (2008)

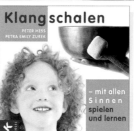

# Yoga: Asanas
## (Körperhaltungen)

Zentrales Thema in den Asanas ist zum einen die Aufrichtung der Wirbelsäule, sie stärkt den Energiefluss im Hauptenergiekanal (sushumna) und unterstützt den frei fließenden Atem. Zum anderen wird die Flexibilität der Wirbelsäule unterstützt, das beugt Rückenverspannungen vor und fördert die Gesunderhaltung des Rückens.

Die körperliche Aufrichtung und Flexibilität stärken auch auf geistiger Ebene unsere freie, offene und gleichzeitig stabile Persönlichkeit.

Jede Übung beinhaltet Dehnung und Entspannung oder Anspannung und Entspannung. Dadurch wird die Durchblutung der Körperregionen angeregt und somit der Energiefluss gefördert. Die Übungen wirken nicht nur auf Muskeln und Gelenke, sondern unterstützen auch die Arbeit des Bindegewebes, der Organe, Drüsen und Nerven.

Die folgenden Anleitungen richten sich direkt an die Kinder. Beim Einsatz der Klänge wird angegeben, welche Klangschale empfohlen wird und z.T. auch in welcher Intensität sie angeklungen werden soll. Dabei werden folgende Abkürzungen verwendet:

- Beckenschale (BS)
- Herzschale (HS)

- Zen-Schale (ZS bzw. ZS-Set)

**Hinweis: Wichtig ist auch hier, dass die Kinder nicht überfordert werden und jederzeit eine eigene Pause einlegen können!**

## VORBEUGEN

Vorbeugen können im Stehen oder Sitzen mit gerader oder gekrümmter Wirbelsäule durchgeführt werden. Übungen mit gerader Wirbelsäule stärken die Rückenmuskeln, entlasten die Bandscheiben und strecken den Brustkorb.

Übungen mit rundem Rücken dehnen die Körperrückseite und können Verspannungen im Rücken auflösen und vorbeugen. Die Vorderseite wird komprimiert, das fördert die Durchblutung im Bauchraum und reguliert die Verdauung. Während die Vorbeugen mit geradem Rücken eher anregend wirken, so wirken die Übungen mit rundem Rücken eher beruhigend.

## Anleitung

- setze dich hin, stelle deine Füße auf (achte darauf, dass du hinter deiner Matte genug Platz hast, falls du nach hinten rollen solltest)
- verlagere das Körpergewicht etwas nach hinten
- finde dein Gleichgewicht
- hebe deine Beine vorsichtig an, soweit es bequem möglich ist
- strecke deine Arme nach vorne aus
- um die Übung zu beenden, stelle die Füße auf und zieh die Knie ran, du kannst auch vorsichtig auf den Rücken rollen, die Knie heranziehen und sanft von Seite zu Seite schaukeln, um den Rücken und den Bauch zu entspannen

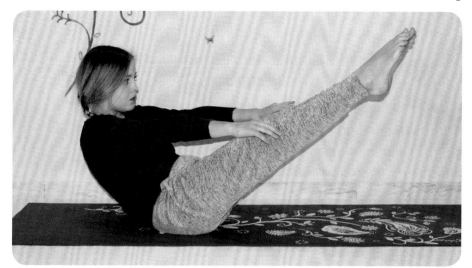

## Dynamische Variation: Ruderboot

- Anfang wie oben
- stelle dir vor, du sitzt in einem Ruderboot, mal streckst du Arme und Beine, mal winkelst du beide an, wiederhole das einige Male, versuche, das Gleichgewicht dabei zu halten

## Imagination mit Klang

*Stelle dir vor, du sitzt in einem Boot (BS). Mal fährst du über ruhiges Wasser (BS), dann kannst du dich sanft schaukeln lassen (HS und BS im ruhigen Wechsel) und die Fahrt genießen. Mal werden die Wellen etwas heftiger (HS und BS etwas lauter) und du musst beginnen, kraftvoll zu rudern. Spüre mal, wie stark du bist (BS sanft), wie viel Kraft in dir, in deinem Bauchraum steckt (BS sanft)!*

## Wirkungen

- kräftigt die Bauchmuskeln sowie die Rücken- und Oberschenkelmuskulatur
- regt die Verdauung an
- die Beweglichkeit der Schulter- und Armmuskulatur wird gefördert
- das Gleichgewicht wird trainiert
- stärkt Selbstbewusstsein, Willenskraft und Durchhaltevermögen
- kräftigt das innere Gleichgewicht

# Der Hase

## Anleitung

- komme in den Fersensitz und falte die Hände hinter dem Rücken zusammen
- strecke die Arme so weit es bequem möglich ist nach hinten
- dann senke den Kopf mit der Stirn zu Boden
- sobald die Stirn Bodenkontakt hat, hebe das Gesäß an und rolle von der Stirn Richtung Scheitelpunkt - die Arme sind weiterhin weit nach oben gestreckt
- halte die Position für ein paar tiefe Atemzüge und löse sie dann langsam Schritt für Schritt wieder auf
- spüre in der „Stellung des Kindes" nach, achte dabei darauf, das besonders die Schultern ganz locker werden

## Wirkungen

- Brustkorb wird gedehnt, der Atem wird vertieft
- Schultermuskulatur wird aktiviert und Schultergelenke werden gelockert
- Rumpf aufrichtende Muskulatur wird gestärkt
- Nackenmuskeln werden gestärkt
- fördert die Durchblutung des Kopfes
- Bauchorgane werden massiert
- wirkt beruhigend
- verbessert die Konzentrationsfähigkeit

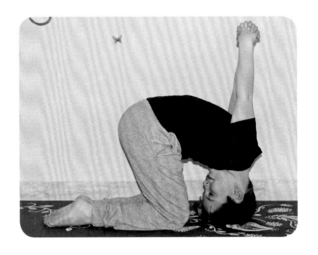

## Unterstützung mit Klang

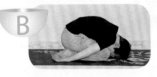

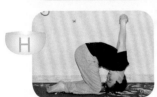

Diese Übung kann auf vielerlei Weise mit Klang begleitet werden.

Als Asana Flow kann der Wechsel von Herz- und Beckenschale die beiden Positionen „Hase" und „Stellung des Kindes" andeuten. Die Beckenschale wird für die Stellung des Kindes angeschlägelt, die Herzschale für den Hasen.

Als Bewegungsklangspiel kann die Herzschale einige Male hintereinander angeschlägelt werden , dabei hüpfen die Kinder bei jedem Anschlag wie ein Hase umher (hier kann das Tempo variiert werden), sobald die Beckenschale angeschlägelt wird, halten die Kinder kurz inne vgl. „stiller Stein" in „Ruhespiel ‚Steinkönig'", S. 105).

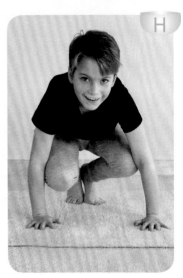

## Anleitung

- setze dich hin, stelle deine Füße leicht geöffnet auf
- öffne deine Knie etwas zur Seite, wenn es angenehm für dich ist, können sich die Fußsohlen jetzt dabei berühren
- stelle deine Hände zwischen deinen Beinen auf die Matte
- schiebe die Hände langsam und vorsichtig unterhalb der Beine zur Seite
- beuge deinen Kopf und deinen Oberkörper dabei langsam mit nach vorne
- halte die Übung für ein paar Atemzüge

## Variation: Kriechende Schildkröte

- Anfang wie oben
- verlagere dein Körpergewicht langsam und vorsichtig von einer Gesäßhälfte zur anderen, dabei kannst du dich immer ein kleines Stück nach vorne schieben

## Imagination

*Stelle dir vor, du bist eine Schildkröte. Du kannst dich jederzeit in dein schützendes Haus verkriechen und zur Ruhe kommen. Spüre mal, wie sicher und geborgen sich die Schildkröte fühlt. Wenn du vorwärts kommen möchtest, brauchst du Ruhe und Geduld. Eine Schildkröte hat keine Eile. Sie bewegt sich langsam und geruhsam fort, fühl mal, wie gut es tut, wenn alles so entschleunigt ist!*

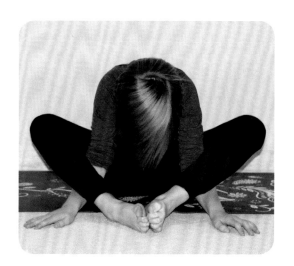

## Unterstützung mit Klang

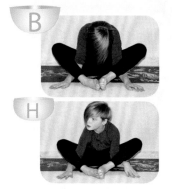

Die Kinder sitzen im Kreis, die Beckenschale steht in der Mitte vom Kreis. Wird die Schale angeschlägelt „verkriechen" sich die Schildkröten langsam in ihr Haus. Der Klang der Herzschale, lockt die kleinen Schildkrötenköpfe aus ihrem Versteck, der Kopf wird dabei sanft angehoben und es darf etwas umhergeschaut werden.

Das kann einige Male wiederholt werden. Der Klang der Herzschale kann dabei jedesmal aus einer anderen Richtung, also aus einer anderen Position im Raum angeschlägelt werden, sodass die Kinder die Klangrichtung erkennen sollen.

## Wirkungen

- dehnt die Körperrückseite und erhöht die Flexibilität der Wirbelsäule
- wirkt Hüftöffnend
- dehnt die Rückseite und Innenseite der Beine
- regt die Verdauung an
- durch das Zurückziehen der Sinne entspannt sich das Nervensystem
- erhöht Konzentration und Aufmerksamkeit

# Der Schmetterling

## Anleitung

- setze dich hin, stelle deine Füße auf
- öffne die Knie locker und weich zur Seite
- die Fußsohlen berühren sich
- halte die Füße mit deinen Händen, der Rücken bleibt entspannt aufgerichtet
- lasse deine Knie sanft auf und ab wippen
- lächele wie ein schöner bunter Schmetterling
- beende die Übung, indem du die Beine wieder schließt und ausgleiten lässt
- vielleicht tut es den Beinen gut, wenn du sie sanft ausschüttelst

## Unterstützung mit Klang

Die Beckenschale kann auf die geöffneten Füße gestellt und angeschlägelt werden.

Bei einer Gruppe mit mehreren Kindern können sich immer 2-3 Kinder gegenüber oder kreisförmig zusammensetzen, sodass sich die Zehen berühren. Die Beckenschale wird so aufgestellt, dass sie gleichzeitig auf den Füßen der Kinder steht, jeder darf mindestens einmal anschlägeln, dann wird die Schale zur nächsten Gruppe weitergereicht.

## Variation: Schwebender Schmetterling

- als Vorbereitung achte darauf, dass du hinter dir auf der Matte genug Platz hast
- Anfang wie oben
- halte deine Füße fest, lehne dich etwas zurück, halte das Gleichgewicht und hebe die Beine etwas an
- versuche, den schwebenden Schmetterling für ein paar Atemzüge zu halten
- solltest du zurückrollen, macht der Schmetterling einen Sturzflug, auch das kann Spaß machen

## Eltern-Kind-Variation

- der Elternteil setzt sich hinter das Kind und umschließt es mit seinen Beinen, sodass auch die Füße die des Kindes umschließen

## Eltern-Kind-Klangvariation

- Anfang wie oben
- eine Beckenschale wird nun auf die Füße gestellt und sanft einige Male angeschlägelt

## Wirkungen

- stärkt die Rumpf aufrichtende Muskulatur
- wirkt hüftöffnend
- dehnt die Innenseite der Beine
- führt zur Freude

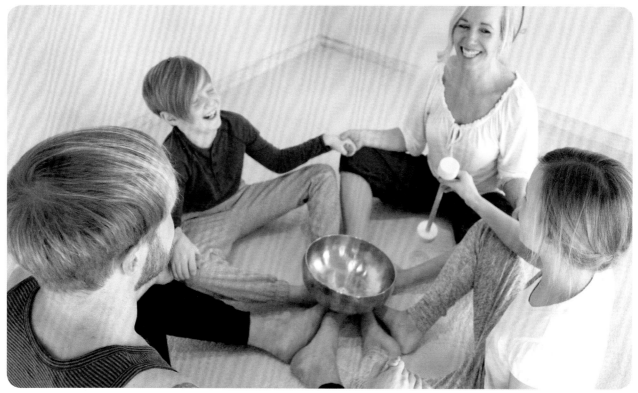

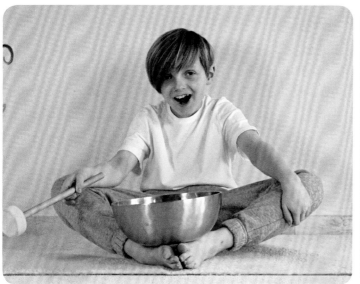

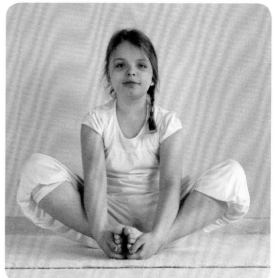

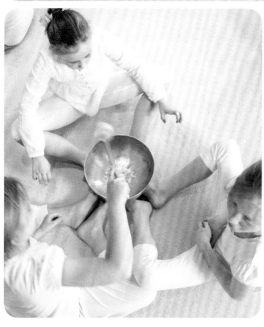

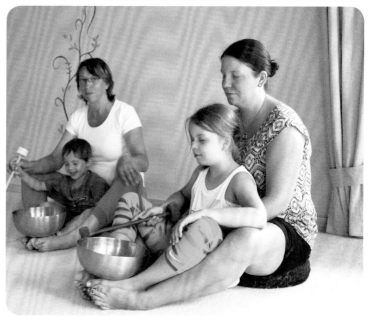

# Die Vorwärtsbeuge

## Die sitzende Vorwärtsbeuge

### Anleitung

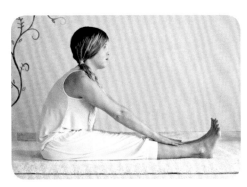

- setze dich auf deine Matte, die Beine sind nach vorne aus-gestreckt, die Zehen zeigen nach oben, der Rücken ist mög-lichst gerade
- lege die Hände bequem auf deine Beine und lasse sie lang-sam Richtung Knie gleiten
- achte darauf, dass du nur so weit nach vorne kommst, wie es bequem möglich ist, die Dehnung sollte nicht schmerzen
- atme tief ein und aus
- beende die Übung, indem du den Oberkörper wieder ausrichtest
- stelle die Hände hinter deinem Gesäß auf, ziehe die Schulterblätter zusammen und öffne den Brust-korb (eventuell kann hier „der Tisch", siehe Seite 43, geübt werden)
- hebe den Kopf etwas an, ohne ihn zu weit in den Nacken zu legen

### Imagination mit Klang

*Vielleicht hilft es dir, wenn du dir vorstellst,....... dass du unter einem wunderschönen,...... warmen ........ und weichen Wasserfall sitzt (ZS-Set sanft im Wechsel)...... Das Wasser streichelt deinen Rücken,.......... genau-so wie es dir gut tut (ZS-Set sanft im Wechsel)..........*

*Das Wasser nimmt alles Schwere (BS in einem ruhigen Rhythmus),....... alles was auf deinen Schultern lastet, mit sich......... Du wirst immer entspannter (BS in einem ruhigen Rhythmus), ....... der Körper wird immer weicher, du lässt mehr und mehr los (BS in einem ruhigen Rhythmus),........ Indem du immer mehr entspannst und loslässt (BS in einem ruhigen Rhythmus) ........ fühlst du, das du dich innerlich immer leich-ter fühlst ........... und auch deine Gedanken immer ruhiger ........ und friedlicher werden....... (BS in einem ruhigen Rhythmus)*

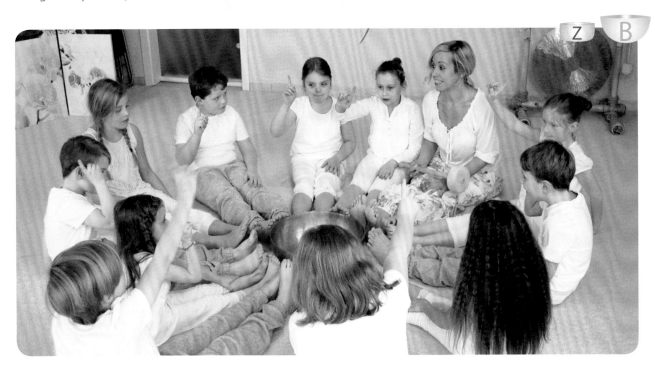

### Unterstützung mit Klang – in der Gruppe

Die Beckenschale wird in den Mattenkreis (oder Sitzkreis) gestellt. Die Kinder setzen sich entweder mit den Füßen zur Schale (dann schwingen die Klangwellen der angeschlägelten Schale durch die Füße und entspannen die Beine) oder die Kinder setzen sich mit dem Rücken zur Schale (so wirken die Klangschwingungen entspannend auf Rücken und Beckenbereich).

Die Schale wird sanft mehrere Male hintereinander (mit Pause) Richtung Füße oder Richtig Rücken angeschlägelt. Wenn möglich, sollte dabei die Schale einmal in die Richtung eines jeden Kindes angeschlägelt werden. Dafür kann die Übung öfter wiederholt werden, sodass die Kinder nicht zu lange in der Vorwärtsbeuge sitzen. (je nach Gruppengröße)

- **TIPP: Die Kinder können die Schale nacheinander abwechselnd anschlägeln. Je nach Geschichte (siehe bspw. „Zaubersuppe", Seite 140) kann zum Beispiel eine „Zutat" in einer mit Wasser gefüllten Schale vermengt werden. Immer wenn ein Kind die Schale anschlägelt, schauen die anderen Kinder, wie das Wasser in der Schale schwingt. Das gibt der Übung etwas Dynamik und die Kinder beugen sich immer nur kurz nach vorne.**

### Eltern-Kind-Klangvariation

Beide Personen sitzen in der Vorwärtsbeuge gegenüber und stellen die Beckenschale zwischen die Füße, sodass die Füße nah an der Schale stehen, sie aber nicht berühren. Im Wechsel beugt sich eine Person etwas nach vorne, um die Beckenschale anzuschlägeln. Die Übung kann einige Male wiederholt werden.

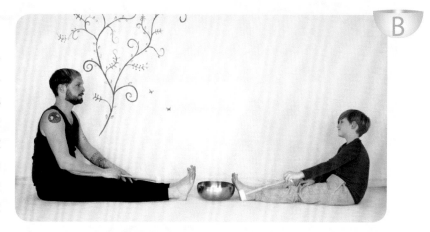

### Eltern-Kind-Variation: Das große A
- beide Personen sitzen sich gegenüber, die Füße sind voreinander aufgestellt, die Hände werden gereicht und festgehalten
- nun werden die Beine langsam und vorsichtig gestreckt, dabei berühren sich die Füße
- die Übung wird für ein paar Atemzüge gehalten, aber nur so lange, wie es bequem möglich ist

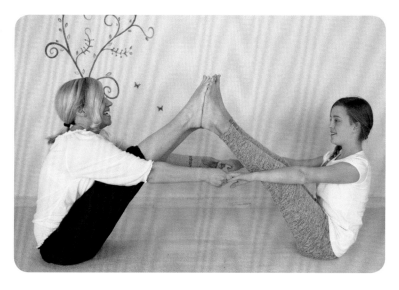

Eltern-Kind-Variation:
Gegrätschte Vorwärtsbeuge

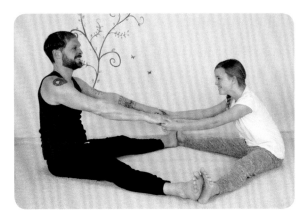

- beide Personen sitzen sich gegenüber in der Grätsche, die Füße berühren sich
- nun werden die Hände gereicht und festgehalten
- eine Person zieht die andere Person langsam und achtsam in die Dehnung hinein, diese Übung wird im Wechsel gemacht und einige Male wiederholt

# Die stehende Vorwärtsbeuge

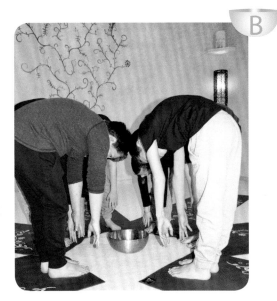

## Anleitung
- stelle dich bequem auf deine Matte
- neige deinen Kopf und rolle langsam Wirbel für Wirbel nach unten, die Arme hängen ganz locker
- gehe nur so weit, wie es angenehm möglich ist, eventuell kannst du die Knie leicht beugen, damit die Dehnung im unteren Rücken und auf der Rückseite der Beine nicht so stark ist
- atme ein paarmal tief ein und aus
- beende die Übung, indem du langsam Wirbel für Wirbel nach oben kommst

## Unterstützung mit Klang

Die Beckenschale wird in die Kreismitte gestellt. Wird die Schale angeschlägelt, rollen die Kinder langsam Wirbel für Wirbel nach unten. Hier können sie Arme und Schultern ausschütteln, mit der Vorstellung, alles Schwere von den Schultern abzuschütteln. Ertönt die Herzschale, rollen die Kinder langsam Wirbel für Wirbel wieder nach oben. Wird dieser Flow einige Male wiederholt, kann die Herzschale bei jedem Kind während des Aufrichtens an der Wirbelsäule entlang (5-10 cm vom Körper entfernt) nach oben geführt werden (diese Aufgabe kann auch von einem Kind übernommen werden).

## Wirkungen der Vorwärtsbeuge

- die Rückseite des Körpers wird gedehnt, das ist besonders bei Kindern wichtig, da durch das viele Sitzen in der Schule und zu Hause am Schreibtisch die Rückseite des Körpers oft chronisch verkürzt ist
- Verspannungen im Rückenbereich können gelöst werden
- fördert die Beweglichkeit der Hüfte
- die Vorderseite des Körpers wird komprimiert, das massiert die Bauchorgane, fördert die Durchblutung und regt die Verdauung an
- erhöht das Körperbewusstsein
- Abwehrkräfte werden gestärkt, der Stoffwechsel wird angeregt
- beruhigt den Geist, entwickelt Geduld

## Anleitung

- komme in den Fersensitz
- beuge den Oberkörper langsam nach vorne und lege den Kopf vor deinen Knien ab
- lege die Arme locker neben den Körper, die Handflächen sind nach oben gedreht
- entspanne deine Schultern
- lasse den Po auf den Fersen
- atme entspannt weiter, wenn du dich etwas beengt fühlst, kannst du die Beine etwas öffnen

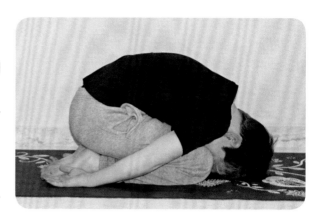

## Wirkungen

- dehnt und entspannt die Rückseite des Körpers
- massiert die Bauchorgane
- fördert die Durchblutung des Kopfes und verbessert dadurch die Konzentrationsfähigkeit
- das Nervensystem entspannt sich

## Eltern-Kind-Variation: Kuschelstellung des Kindes

- Kind und Elternteil knien sich voreinander
- das Kind legt den Kopf, mit dem Gesicht zu einer Seite gedreht, auf den Schoß des Elternteils, die Arme sind locker daneben gelegt
- das Elternteil legt seinen Kopf auf den Rücken des Kindes und die Arme neben den Körper
- so kann eine Weile gekuschelt werden

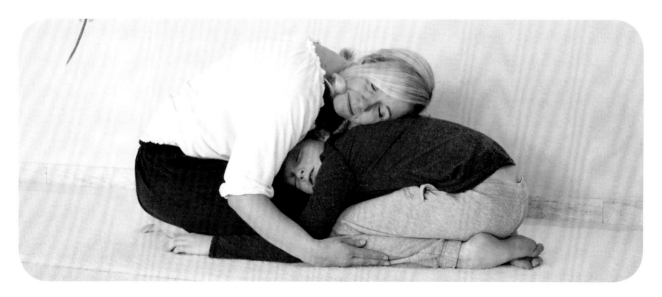

## Affirmation

*Ich fühle mich geborgen und geschützt.*

## Imagination

*Komme ganz an in deine Position. Vielleicht hilft dir das Bild eines ungeborenen Kindes im Bauch seiner Mutter. Warm, weich, liebevoll getragen und geschützt.*

## Unterstützung mit Klang

Die Beckenschale wird bei jedem Kind vorsichtig kurz aufgestellt und einmal angeschlägelt.
Die Beckenschale wird bei jedem Kind an den unteren Rücken gehalten und angeschlägelt und dann im Uhrzeigersinn kreisen lassen.

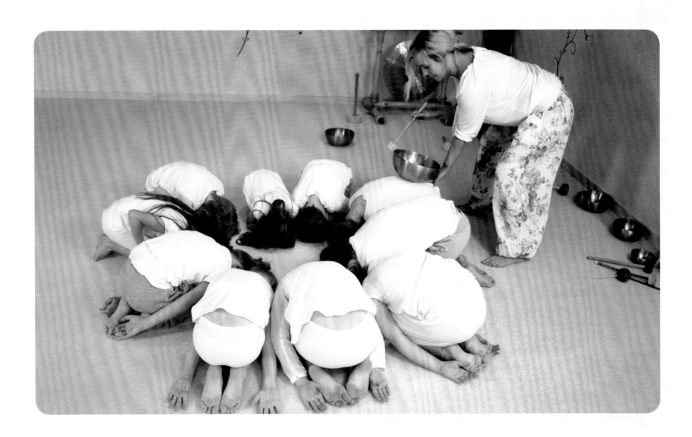

## Dynamische Variation

Die Beckenschale steht in der Mitte, Kinder beugen sich nach unten, wenn die Schale angeschlägelt wird, „tauchen sie in den Klang hinein".

Sobald die Herzschale ertönt, rollen die Kinder Wirbel für Wirbel in den Fersensitz (das kann ein paarmal wiederholt werden).

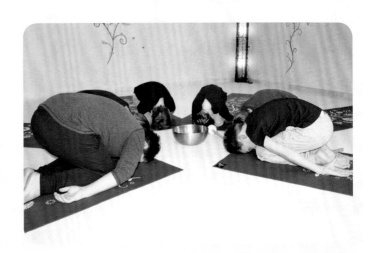

Während die Kinder aufrollen, kann man die Aufrichtung mit Klang unterstützen, indem man die klingende Herzschale vom unteren Ende der Wirbelsäule nach oben über den Kopf führt.

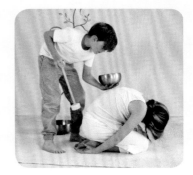

# RÜCKBEUGEN

Die Wirbelsäule wird gestreckt und nach hinten gebeugt. Hier ist darauf zu achten, dass der untere Rücken und der Nackenbereich nicht zu sehr komprimiert werden, um die Bandscheiben nicht zu belasten. Die Öffnung auf der Vorderseite des Körpers weitet den Brustkorb und vertieft den Atem. Diese Übungen wirken anregend. Durch das Öffnen im Herzraum entstehen Weite und Leichtigkeit.

## Die Bootsvariation

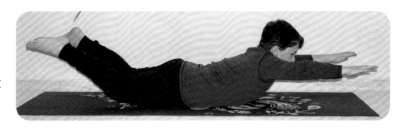

### Anleitung

* lege dich in die Bauchlage
* strecke die Arme nach vorne aus
* die Stirn liegt auf der Matte (damit die Wirbelsäule in einer Linie ist)
* atme tief ein und aus
* spanne die Po-Muskeln an (um den unteren Rücken zu stärken)
* einatmend hebst du die Beine, die Arme, den Kopf und den Oberkörper
* atme entspannt ein und aus

### Dynamische Variation

* Anfang wie oben
* einatmend komme nach oben, hebe Arme, Beine, Kopf und Oberkörper an
* ausatmend senke dich langsam wieder ab

### Unterstützung mit Klang

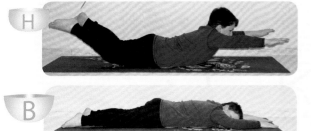

Die Herz- und Beckenschale können im Wechsel angeschlägelt werden. Dabei signalisiert die Herzschale das Anheben von Oberkörper, Kopf, Armen und Beinen, die Beckenschale das Loslassen und Entspannen. Die Geschwindigkeit kann hier variiert werden.

Hinweis: Wichtig ist auch hier, dass die Kinder sich nicht überfordern und jederzeit eine eigene Pause einlegen können!

### Imagination

*Stelle dir vor, du wärst ein Boot, manchmal fährst du über die ruhige See, manchmal werden die Wellen höher und du brauchst mehr Kraft, um durch den Sturm (des Lebens) zu kommen.*

### Affirmation

*Ich bin stabil und kraftvoll. Ich schwimme auf den Wellen des Lebens.*

### Wirkungen

* stärkt die Rückenmuskulatur und dadurch das „Rückgrat"
* massiert die Bauchorgane und fördert somit die Durchblutung und die Verdauungsfunktion
* führt zu einem Gefühl von Leichtigkeit und Freude
* stärkt das Selbstbewusstsein sowie die äußere und innere Stabilität
* stärkt Willenskraft und Durchhaltevermögen sowie die äußere und innere Stabilität

# Die Heuschrecke

## Anleitung

- lege dich in die Bauchlage
- die Arme sind neben den Körper gelegt
- die Stirn liegt auf der Matte
  (damit die Wirbelsäule in einer Linie ist)
- atme tief ein und aus
- spanne die Po-Muskeln an
  (um den unteren Rücken zu stärken)
- einatmend hebst du die Beine an
- atme entspannt ein und aus
- ausatmend beende die Übung

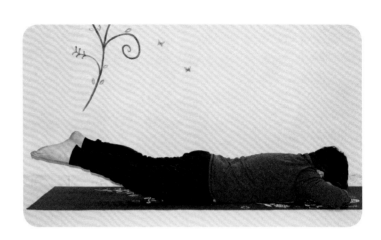

## Dynamische Variation

- Anfang wie oben, aber die Hände liegen unter der Stirn
- einatmend wird das rechte Bein angehoben, ausatmend langsam abgesenkt, dann das linke Bein einatmend anheben, ausatmend absenken

## Unterstützung mit Klang

Die Herz- und Beckenschale werden im Wechsel angeschlägelt, die Herzschale signalisiert das Anheben eines Beines, die Beckenschale das Absenken des Beines.

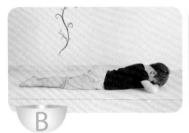 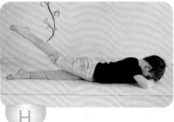 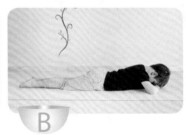 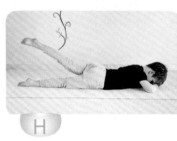

## Wirkungen

- stärkt die Rückenmuskulatur und dadurch das „Rückgrat"
- massiert die Bauchorgane und fördert somit die Durchblutung und die Verdauungsfunktion
- führt zu einem Gefühl von Leichtigkeit und Freude
- stärkt das Selbstbewusstsein sowie die äußere und innere Stabilität

## Anleitung

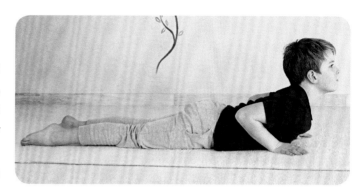

- lege dich in die Bauchlage
- stelle deine Hände unter deinen Schultern auf, die Ellbogen zeigen nach hinten oben, ziehe die Schulterblätter leicht zusammen
- hebe deinen Kopf und deinen Oberkörper an und atme tief ein und aus
- die Beine können entweder geschlossen oder geöffnet bleiben, so wie es für den unteren Rücken am bequemsten ist
- beende die Übung, indem du Kopf und Oberkörper absenkst, wenn du magst, gleite in die Stellung des Kindes

## Dynamische Variation 1

- Anfang wie oben
- hebe Kopf und Oberkörper langsam und vorsichtig an und senke beide wieder ab, wiederhole das einige Male (älter Kinder können dem Rhythmus ihres Atems folgen, einatmen aufrichten, ausatmen absenken)

## Dynamische Variation 2

- Anfang wie oben
- stelle dir vor, du wärest eine sich häutende Schlange, winde dich langsam hin und her, auf und ab, sodass du deine alte Haut abstreifen kannst

## Unterstützung mit Klang

Herz- und Beckenschale werden im Wechsel angeschlägelt, die Herzschale signalisiert das Aufrichten und unterstützt das Einatmen, die Beckenschale das Absenken und das Ausatmen.

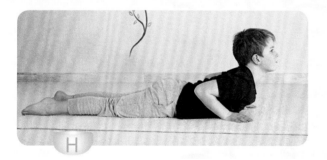
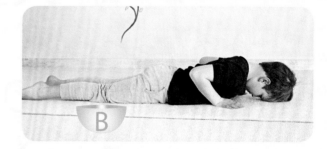

## Wirkungen

- stärkt die Rückenmuskulatur und dadurch das „Rückgrat" (körperlich und mental)
- massiert die Bauchorgane und fördert somit die Durchblutung und die Verdauungsfunktion
- stärkt das Selbstbewusstsein sowie die äußere und innere Stabilität

# Die Raupe (Knie-Brust-Kinn-Position)

## Anleitung

- lege dich in die Bauchlage
- stelle deine Hände unter deinen Schultern auf, die Ellbogen zeigen nach hinten oben, ziehe die Schulterblätter leicht zusammen
- lege dein Kinn auf die Matte
- stelle deine Füße auf und hebe das Gesäß etwas an

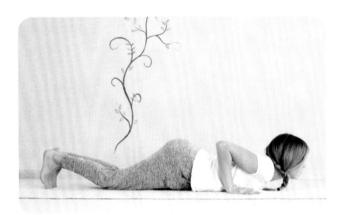

## Dynamische Variation

- Anfang wie oben, dann wechsele wieder in die Bauchlage, dabei liegt die Stirn auf dem Boden, der Körper ist gerade gestreckt
- wiederhole das einige Male, wie eine Raupe, die auf dem Boden kriecht

## Unterstützung mit Klang

Herz- und Beckenschale werden im Wechsel angeschlägelt, die Herzschale signalisiert das Aufrichten und unterstützt das Einatmen, die Beckenschale das Absenken und das Ausatmen.

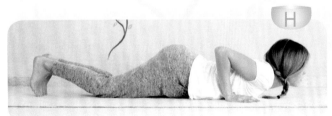
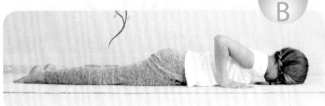

## Wirkungen

- stärkt die Rückenmuskulatur und die Flexibilität der Wirbelsäule
- massiert die Bauchorgane und fördert somit die Durchblutung und die Verdauungsfunktion
- stärkt das Selbstbewusstsein sowie die äußere und innere Stabilität

## Anleitung

- setze dich auf die Matte
- stelle deine Hände hinter dem Gesäß auf, schau, ob es bequemer ist, wenn die Hände so aufgestellt werden, dass die Finger dabei nach hinten, nach vorne oder zur Seite zeigen – wähle eine der Positionen
- stelle deine Füße leicht geöffnet auf
- hebe nun dein Gesäß und den ganzen Oberkörper an, halte den Blick dabei entweder nach vorne gerichtet oder schau zur Decke, so wie es für deinen Nacken am bequemsten ist
- halte die Position für ein paar Atemzüge
- beende die Übung, indem du das Gesäß wieder zur Matte bringst, strecke die Beine aus und lockere sie bei Bedarf
- bringe die Arme nach vorne und lockere die Handgelenke bei Bedarf

## Dynamische Variation: Klapptisch

- Anfang wie oben, der Tisch wird „ausgeklappt"
- Gesäß zum Boden, der Tisch wird „zusammengeklappt"

## Unterstützung mit Klang

Herz- und Beckenschale werden langsam im Wechsel angeschlägelt. Der helle Ton der Herzschale steht für das Ausklappen des Tisches. Der tiefe Ton der Beckenschale steht für das Zusammenklappen des Tisches.

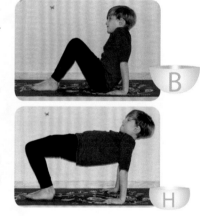

Variation1

Das Anschlagtempo kann verringert werden, sodass die Übung in „Zeitlupe" fließt.

Variation 2

Die Kinder sollen den Klängen lauschen. Wird eine der beiden Klangschalen mehrere Male hintereinander angeschlägelt, soll die jeweilige Position etwas gehalten werden.

## Dynamische Variation: Die Spinne

- Anfang wie oben, stelle dir nun vor, du wärest eine Spinne und krabbelst langsam im Raum umher

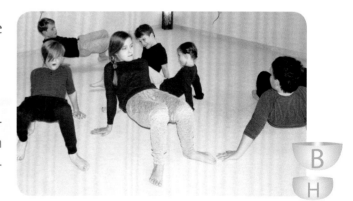

## Unterstützung mit Klang

Wird die Herzschale angeschlägelt, ist die Spinne aktiv und krabbelt zum Takt der Schale im Raum herum (Geschwindigkeit variieren). Erklingt die Beckenschale, stoppt die Spinne.

## Wirkungen

- dehnt die Vorderseite des Körpers
- Schultergürtel und Handgelenke werden gekräftigt
- der Brustkorb wird gedehnt
- Stärkung der Gesäßmuskulatur
- fördert die Aufmerksamkeit

# Der Vogel

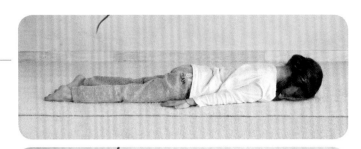

## Anleitung

- lege dich in die Bauchlage
- die Arme sind neben den Körper gelegt
- die Stirn liegt auf der Matte
  (damit die Wirbelsäule in einer Linie ist)
- atme tief ein und aus
- spanne die Po-Muskeln an
  (um den unteren Rücken zu stärken)
- hebe nun die Beine, die Arme, den Kopf und
  den Oberkörper

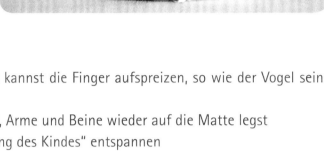

- atme entspannt ein und aus
- die Handflächen sind nach unten gedreht, du kannst die Finger aufspreizen, so wie der Vogel seine Flügel öffnet
- beende die Übung, indem du Oberkörper, Kopf, Arme und Beine wieder auf die Matte legst
- wenn du magst, kannst du auch in der „Stellung des Kindes" entspannen

## Eltern-Kind-Variationen

- das Kind legt sich auf den Rücken des Elternteils und beide praktizieren die Übung
- der Erwachsene übt die „Katze", das Kind den „Vogel"

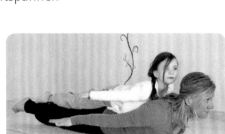

## Wirkungen

- stärkt die Rückenmuskulatur und dadurch das „Rückgrat"
- massiert die Bauchorgane und fördert somit die Durchblutung und die Verdauungsfunktion
- führt zu einem Gefühl von Leichtigkeit und Freude
- stärkt das Selbstbewusstsein sowie die äußere und innere Stabilität

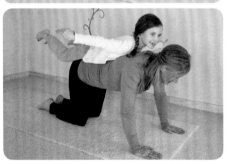

## Imagination mit Klang

*Stelle dir vor, du wärst ein Vogel.... Möchtest du auch so wie er durch die Lüfte fliegen und schweben? Vielleicht kannst du deine kleinen Flügel sanft bewegen (ZS-Set aufsteigend). Fühl mal, wie leicht und frei sich der Vogel fühlt, wie schön es ist, in der Luft zu schweben (HS sanft in einem ruhigen Rhythmus)..... Wenn der Vogel eine Pause braucht, fliegt er auf einen Ast und ruht sich aus (BS in einem ruhigen Rhythmus), ....... dann fliegt er wieder weiter.... (ZS-Set aufsteigend). Schau mal, wie die Landschaft von hier oben aussieht.... Stell dir vor, dass du über eine wunderbare Landschaft fliegst, über Blumenwiesen, Wälder und Felder, vielleicht über einen See (ZS-Set im Wechsel). Siehst du das Glitzern des Wassers? (ZS-Set im Wechsel).... Wenn der Vogel eine Pause braucht, fliegt er auf einen Ast und ruht sich aus (BS in einem ruhigen Rhythmus). Vielleicht fliegt er auch in sein warmes Nest und entspannt (in die „Stellung des Kindes" gleiten)...... (BS in einem ruhigen Rhythmus).*

**Tipp von Maya (12 J.):** Bei dieser Übung denke ich immer an die lustigen Schwalben, die so fröhlich durch die Lüfte schweben. Ich glaube, sie haben viel Freude und Spaß, das ist bei mir dann auch so.

# UMKEHRSTELLUNGEN

Hiermit sind Übungen gemeint, bei denen sich Becken und Herz auf einer Höhe befinden, oder das Becken noch höher liegt als das Herz. Das unterstützt den Rückfluss des venösen Blutes zurück zum Oberkörper. Die Übungen entlasten den Blutkreislauf und fördern die Sauerstoffversorgung im Oberkörper und Gehirn. Je nach Ausführung der Übungen können sie belebend oder beruhigend wirken.

## Der Delfin

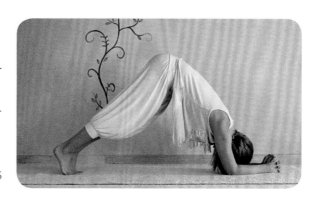

### Anleitung

*   komme in den Vierfüßlerstand („Die Katze")
*   bringe deine Unterarme auf den Boden, die Ellbogen stehen eine Unterarmlänge auseinander
*   stelle deine Zehen auf, hebe die Knie an und schiebe dein Gesäß hoch zur Decke
*   atme ein paarmal tief ein und aus
*   beende die Übung, indem du in die „Stellung des Kindes" gleitest

### Dynamische Variation (für Fortgeschrittene)

*   Anfang wie oben
*   einatmend hebe den Kopf an und senke den Körper etwas ab
*   ausatmend drücke das Gesäß wieder nach oben und senke den Kopf dabei ab

### Unterstützung mit Klang

Herz- und Beckenschale werden langsam im Wechsel angeschlägelt. Der helle Ton der Herzschale steht für das Anheben des Kopfes und das Absenken des Körpers. Der tiefe Ton der Beckenschale steht für den Delfin.

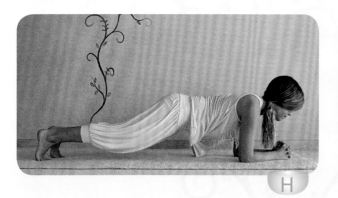

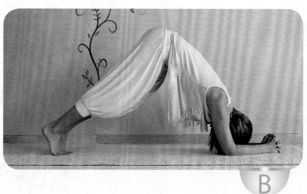

**Variation 1**

Das Anschlagtempo kann verringert werden, sodass die Übung in „Zeitlupe" fließt.

**Variation 2**

Die Kinder sollen den Klängen lauschen, solange der Klang einer Schale schwingt, oder wenn eine der beiden Klangschalen mehrere Male hintereinander angeschlägelt wird, soll die jeweilige Position etwas gehalten werden.

### Dynamische Eltern-Kind-Variation

- Elternteil und Kind praktizieren gegenüber während der dynamischen Variante
- so können sie sich beim Absenken ansehen und anlächeln

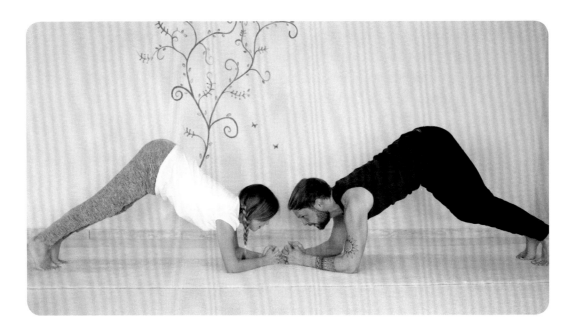

### Wirkungen

- kräftigt die Arm- und Rückenmuskulatur
- mobilisiert und stärkt die Nackenmuskulatur
- dehnt die Rückseite des Körpers
- hält die Wirbelsäule flexibel

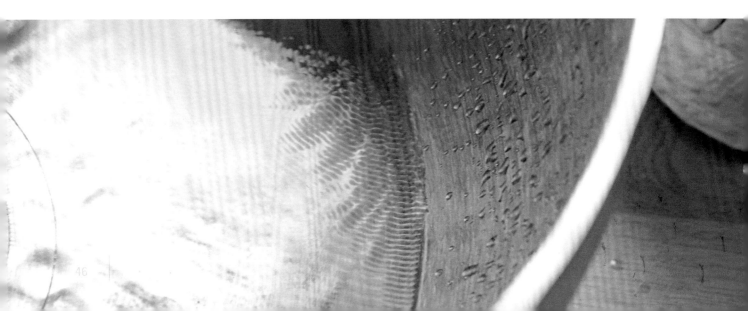

# Der Hund, die Hundehütte

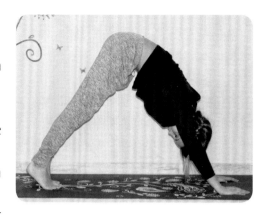

## Anleitung

- komme in den Vierfüßlerstand
- die Hände stehen unter den Schultern, die Knie stehen leicht auseinander
- die Finger sind leicht aufgefächert, die Mittelfinger parallel
- die Armbeugen zeigen zueinander, die Ellbogengelenke zeigen nach außen
- stelle deine Zehen auf, hebe die Knie an und drücke dein Gesäß nach oben
- der Rücken bleibt lang, die Knie können leicht gebeugt werden, wenn nötig
- der Kopf hängt locker nach unten
- halte für ein paar tiefe Atemzüge
- beende die Übung, indem du die Knie wieder zur Matte bringst und in die „Stellung des Kindes" gleitest, lockere, wenn nötig, deine Handgelenke etwas

## Variation: Pinklender Hund

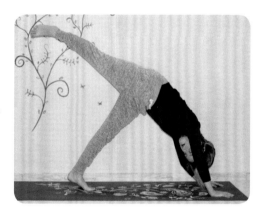

- Anfang wie oben, bis zum Hund
- stelle dir nun vor, du bist ein Hund, der pinkeln müsste
- hebe das rechte Bein an, halte es für einen Moment und senke es dann wieder ab
- wechsele die Seite: hebe das linke Bein an, halte es für einen Moment und senke es dann wieder ab
- spüre nach in der „Stellung des Kindes"

## Dynamische Variation

- Anfang wie oben, bis zum Vierfüßlerstand (Katze)
- einatmend ziehe den Rücken lang, ausatmend drücke dich hoch in den Hund
- wiederhole die Übung einige Male
- spüre nach in der „Stellung des Kindes"

## Unterstützung mit Klang

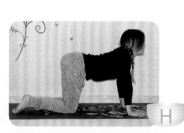

Herz und Beckenschale werden langsam im Wechsel angeschlägelt. Der helle Ton der Herzschale steht für die Katze mit langem Rücken. Der tiefe Ton der Beckenschale steht für den Hund.

### Variation 1

Das Anschlagtempo kann verringert werden, sodass die Übung in „Zeitlupe" fließt.

### Variation 2

Die Kinder sollen den Klängen lauschen, solange der Klang einer Schale schwingt, oder wenn eine der beiden Klangschalen mehrere Male hintereinander angeschlägelt wird, soll die jeweilige Position etwas gehalten werden.

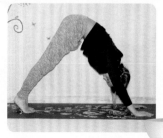

### Eltern-Kind-Variationen

- das Elternteil baut die Übung „Hund" Schritt für Schritt auf
- das Kind krabbelt unter die Person, mit dem Kopf an den Füßen und den Füßen am Kopf des Elternteils
- die Beine beider Personen sind leicht geöffnet, sodass man sich ansehen und anlächeln kann
- die Übung einen Moment halten , dann in der „Kuschel-Stellung des Kindes" nachspüren

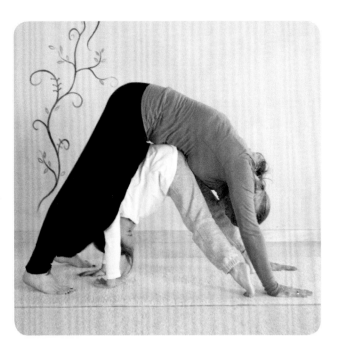

### Variation in der Gruppe

- die Matten liegen im Kreis
- alle Eltern bauen die Übung Hund als Hundehütte auf
- die Kinder dürfen im Uhrzeigersinn durch die Hundehütten krabbeln, bis jedes Kind wieder an seinem Platz ist
- jeder spürt für einen Moment in der „Stellung des Kindes" nach

### Wirkungen

- Schultergürtel und Arme werden gekräftigt
- fördert die Durchblutung in Kopf und Oberkörper
- stärkt die Konzentrationsfähigkeit
- dehnt die Rückseite des Körpers
- öffnet den Brustkorb und dehnt die Zwischenrippenmuskulatur

# Die Kerze, der Turm, der Schulterstand

### Anleitung

- lege dich auf den Rücken, die Arme liegen entspannt neben dem Körper
- stelle deine Füße auf und strecke nun ein Bein nach dem anderen nach oben
- verweile in dieser Position (jüngere Kinder) oder gehe noch einen Schritt weiter (Fortgeschrittene):

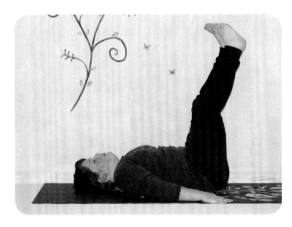

- senke die Beine zunächst etwas Richtung Oberkörper ab, dann schiebe sie hoch zur Decke und hebe dabei das Gesäß und den unteren Rücken mit an, stütze deinen Rücken nun mit den Händen
- atme tief ein und aus
- beende die Übung, indem du zunächst die Hände als Bremse auf die Matte bringst und dann langsam mit dem Rücken wieder zur Matte rollst, die Beine beugst und einen Fuß nach dem anderen zur Matte stellst
- zum Nachspüren lasse entweder die Knie locker zusammenfallen oder lasse die Beine ausgleiten

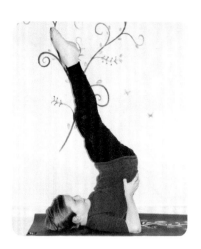

## Eltern-Kind-Variationen

### Partnerturm

- beide legen sich in Rückenlage so auf die Matte, dass die Gesäße ganz nah zusammenliegen und die Beine, die nach oben gestreckt werden, sich aneinander anlehnen können
- die Hände des anderen werden liebevoll gehalten
- der Atem fließt ganz entspannt ein und aus
- die Übung beenden, indem man langsam zur Seite rollt und nachspürt

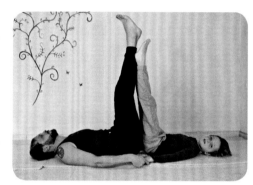

### Chillen

- das Kind legt sich auf die Matte und schiebt sich eine Decke oder ein kleines Kissen unter den unteren Rücken und das Gesäß
- nun streckt es vorsichtig die Beine nach oben
- das Elternteil steht bereit, sodass das Kind die Füße ganz entspannt an den Bauch des Erwachsenen anlehnen kann
- das Elternteil kann die Füße in die Hände nehmen, evtl. sanft massieren oder die Beine an den Fußgelenken halten und sanft hin und her schaukeln

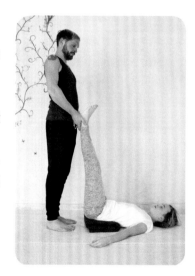

## Wirkungen

- regt das Herz-Kreislaufsystem an
- unterstützt den Rückfluss des venösen Blutes
- fördert die Durchblutung von Oberkörper und Gehirn
- wirkt beruhigend (in der einfachen Variation)
- hält die Wirbelsäule flexibel

**Tipp von Ole (12 Jahre): „Früher hatte ich immer Probleme mit dem Einschlafen. Im Yoga habe ich gelernt, dass man mit dieser Übung entspannen kann. Vor dem Schlafengehen lege ich immer die Beine hoch und lese dabei ein paar Seiten in einem Buch. Seitdem ich das mache, schlafe ich viel schneller ein."**

# Die Schulterbrücke

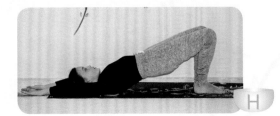

### Anleitung

- lege dich auf den Rücken, die Arme liegen dicht neben dem Körper, die Handflächen zeigen nach unten
- stelle die Füße hinter deinem Gesäß auf
- hebe nun das Gesäß langsam an und hebe dann auch den Rücken Wirbel für Wirbel nach oben Richtung Schultern an
- drücke dabei die Füße kraftvoll in den Boden, um die Hüfte stabil oben zu halten, halte für einen tiefen Atemzug diese Position
- senke den Körper dann langsam wieder ab
- wiederhole die Übung bei Bedarf
- beende die Übung, indem du die Knie zur Brust ziehst, sanft von Seite zu Seite schaukelst (um den unteren Rücken zu lockern) und dann in der Rückenlage nachspürst

### Dynamische Variation 1

- Anfang wie oben
- hebe einatmend das Gesäß und den unteren Rücken bis zu deinen Schultern an und senke ausatmend den Rücken wieder ab

### Dynamische Variation 2

- Anfang wie oben
- bringe auch deine Arme mit in die Bewegung
- hebe einatmend Gesäß und unteren Rücken an und bringe deine Arme in einem großen Bogen nach oben und hinten
- ausatmend senke dich wieder ab und bringe die Arme nach oben und wieder neben den Körper

### Unterstützung mit Klang

Herz- und Beckenschale werden langsam im Wechsel angeschlägelt. Der helle Ton der Herzschale steht für das Anheben von Gesäß und Rücken (und das nach hinten Strecken der Arme). Der tiefe Ton der Beckenschale steht für das Absenken von Rücken und Gesäß (und das Absenken der Arme neben den Körper). Der Atem fließt dabei entspannt! Ältere Kinder können versuchen, den Atem den Bewegungen anzupassen.

#### Variation
Das Anschlagtempo kann verringert werden, sodass die Übung in „Zeitlupe" fließt.

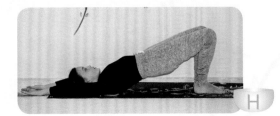
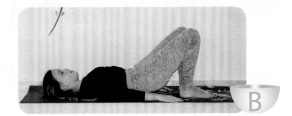

### Wirkungen

- stärkt Gesäßmuskeln, Oberschenkelmuskulatur, Rückenmuskeln
- dehnt die Vorderseite des Körpers
- hält die Wirbelsäule flexibel
- vertieft den Atem

# DREHHALTUNGEN

Die Wirbelsäule wird spiralförmig oder schraubenförmig in die eine oder andere Richtung gedreht. Das wirkt sich positiv auf die Bandscheiben und Rückenmuskeln aus. Durch die Dehnung der Flanken werden die Bauchorgane massiert. Die Atemräume werden geweitet, sodass sie beim Atmen besser mitschwingen können. Drehübungen werden immer im Wechsel geübt und wirken dadurch harmonisierend.

## Das Krokodil

### Anleitung

- komm in die Rückenlage
- stelle deine Füße auf
- strecke deine Arme entweder ausgestreckt oder angewinkelt zur Seite
- senke die Knie zur rechten Seite ab, drehe den Kopf nach links
- halte die Position eine Weile, atme dabei entspannt ein und aus
- hebe dann die Knie und bringe auch den Kopf wieder zur Mitte
- baue die Position zur anderen Seite auf, indem du die Knie zur linken Seite gleiten lässt und den Kopf nach rechts drehst
- auch hier halte eine Weile und atme entspannt ein und aus

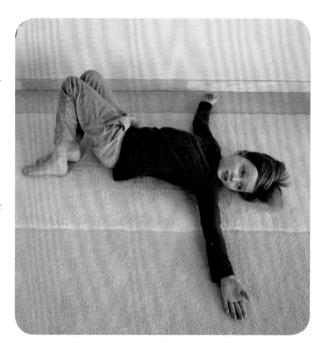

### Dynamische Variation

- Anfang wie oben
- senke ausatmend die Knie nach rechts, drehe den Kopf nach links
- komme einatmend wieder zur Mitte
- senke ausatmend die Knie nach links und drehe den Kopf nach rechts
- einatmend komme zur Mitte
- wiederhole das einige Male

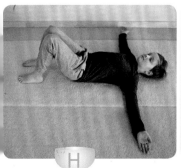 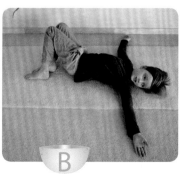 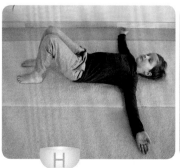 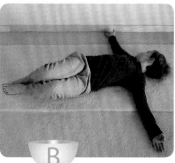

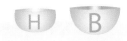

## Unterstützung mit Klang

Herz- und Beckenschale werden langsam im Wechsel angeschlägelt. Die helle Ton der Herzschale steht für das mittige Ausrichten (Knie oben, Kopf mittig). Der tiefe Ton der Beckenschale steht für die Drehung zur Seite (Knie rechts, Kopf links oder Knie links, Kopf rechts). Der Atem fließt dabei entspannt! Ältere Kinder können versuchen, den Atem den Bewegungen anzupassen.

### Variation1

Das Anschlagtempo kann verringert werden, sodass die Übung in „Zeitlupe" fließt.

### Variation 2

Die Kinder sollen den Klängen lauschen, solange der Klang einer Schale schwingt, oder wenn eine der beiden Klangschalen mehrere Male hintereinander angeschlägelt wird, soll die jeweilige Position etwas gehalten werden.

### Variation: Das Krokodil in Bauchlage

- lege dich auf deinen Bauch
- strecke die Arme nach vorne aus
- lege zunächst die Handfläche der linken Hand nach oben und lege die rechte Hand darauf
- die Stirn liegt auf dem Boden
- hebe nun den rechten Arm an (wie ein riesiges Krokodilmaul) dabei kannst du Kopf und Oberkörper etwas nach rechts drehen
- bringe den rechten Arm wieder zum linken
- tausche nun die Seiten: lege nun den rechten Arm nach unten und den linken nach oben
- hebe den linken Arm an, zum Krokodilmaul, drehe Kopf und Oberkörper etwas nach links
- beende die Übung, indem du die Hände wie ein Kissen unter die Stirn legst und nachspürst

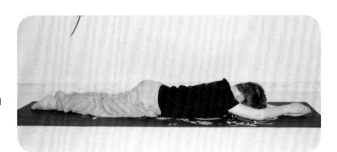

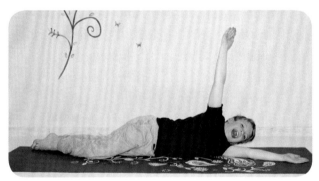

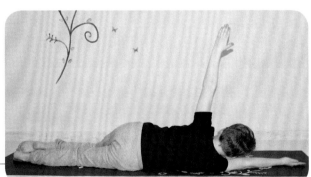

### Wirkungen

- fördert die Flexibilität der Wirbelsäule
- stärkt die Koordinationsfähigkeit
- regt beide Gehirnhälften an und fördert die Synapsenbildung
- massiert die Bauchorgane und reguliert die Verdauung
- lockert den Brustkorb, dehnt die Zwischenrippenmuskeln
- fördert die Zentrierung und stärkt die innere Mitte
- entwickelt Mut und Selbstbewusstsein

# Die Meerjungfrau (Drehsitzvariation)

## Anleitung

- komm in den Fersensitz
- setze dich links neben deine Füße und öffne beide Knie, sodass der linke Fuß unter dem rechten Oberschenkel liegt
- drehe den Oberkörper zunächst nach links
- lege deine rechte Hand auf dein linkes Knie
- die linke Hand steht hinter dem Gesäß
- drehe den Kopf nach rechts, neige den Kopf dabei etwas
- halte die Position und atme entspannt ein und aus (siehe Bild 1)
- beende die Übung, indem du kurz im Fersensitz nachspürst
- wechsele die Seiten
- setze dich rechts neben die Fersen, öffne deine Knie
- drehe den Oberkörper nach rechts
- lege deine linke Hand auf das rechte Knie, die rechte Hand steht hinter dem Gesäß
- drehe den Kopf nach links und neige den Kopf dabei etwas
- halte die Position und atme dabei entspannt ein und aus (siehe Bild 3)
- beende die Übung, indem du im Fersensitz nachspürst

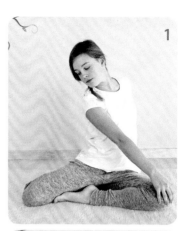

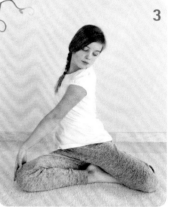

## Dynamische Variation

1. Anfang wie oben: links neben die Fersen setzen, Oberkörper nach links gedreht (Brustkorb wird geweitet), rechte Hand auf linkem Knie, Blick geht nach rechts, atme hier ein
2. ausatmend drehe den Oberkörper nach rechts (Rückenmuskeln werden „ausgewrungen"), lege die linke Hand auf das rechte Knie, der Blick geht nach links - wiederhole das einige Male

3. wechsele die Seite (siehe oben): setze dich rechts neben die Fersen, drehe dich nach rechts (Brustkorb wird geweitet), linke Hand am rechten Knie, Blick geht nach links, atme ein
4. ausatmend drehe dich nach links (Rückenmuskeln werden „ausgewrungen"), lege deine rechte Hand aufs linke Knie, der Blick geht nach rechts – wiederhole das einige Male

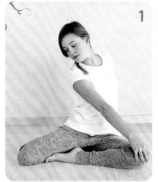
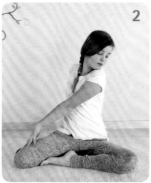
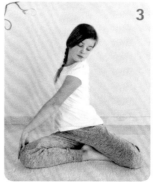
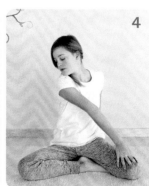

## Unterstützung mit Klang

Herz- und Beckenschale werden langsam im Wechsel angeschlägelt. Die helle Ton der Herzschale unterstützt das Einatmen und die Brustöffnung . Der tiefe Ton der Beckenschale unterstützt das Ausatmen und das „Auswringen" des Rückens.

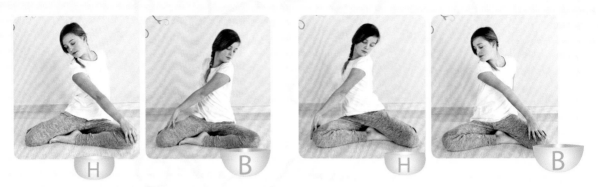

### Variation 1
Das Anschlagtempo kann verringert werden, sodass die Übung in „Zeitlupe" fließt.

### Variation 2
Die Kinder sollen den Klängen lauschen, solange der Klang einer Schale schwingt, oder wenn eine der beiden Klangschalen mehrere Male hintereinander angeschlägelt wird, soll die jeweilige Position etwas gehalten werden.

### Eltern-Kind-Variation
* ein Elternteil und Kind setzen sich Rücken an Rücken zusammen und praktizieren die Übung wie oben beschrieben oder halten in einer Stellung inne, um zu kuscheln

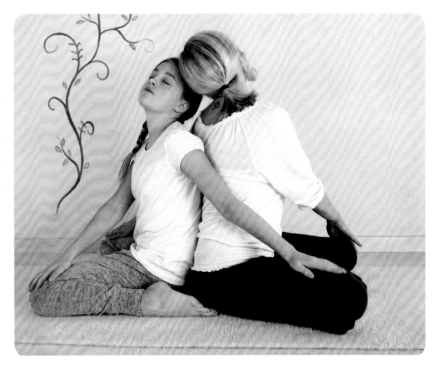

### Wirkungen
* fördert die Beweglichkeit der Wirbelsäule, hält sie flexibel
* fördert die Durchblutung des Rückens
* massiert die Bauchorgane
* stärkt die Koordinationsfähigkeit
* regt beide Gehirnhälften an und fördert die Synapsenbildung
* die Übung erhöht das Körpergefühl und Körperbewusstsein

# SEITBEUGEN

Der Oberkörper wird gestreckt und dann nach rechts oder links gebeugt. Die Flanken werden geweitet, die Atemräume geöffnet. Die Wirbelsäule wird flexibel gehalten. Je nach Übungsseite werden manche Muskeln gedehnt und die anderen durch das Halten des Oberkörpers gekräftigt. Seitbeugen werden im Wechsel geübt und wirken dadurch stabilisierend.

## *Die Dreiecksvariation*

### Anleitung

- stelle dich auf deine Matte in eine Grätsche, die du stabil halten kannst
- die Füße stehen parallel zueinander
- hebe zunächst beide Arme auf Schulterhöhe an
- hebe des linken Arm an, Richtung Ohr, die Handinnenfläche ist nach rechts gedreht
- senke den rechten Arm ab Richtung rechtes Bein und neige den Oberkörper dabei zur Seite
- gehe nur so weit, wie es bequem möglich ist
- atme tief ein und aus und komme dann wieder zur Mitte
- baue die Übung zur anderen Seite auf
- hebe den rechten Arm an, Richtung Ohr, die Handinnenfläche zeigt nach links
- senke den linken Arm ab Richtung linkes Bein, beuge den Oberkörper dabei zur Seite
- auch hier nur so weit, wie es bequem möglich ist
- beende die Übung, indem du wieder zur Mitte kommst und die Arme absenkst
- schließe die Beine und spüre nach

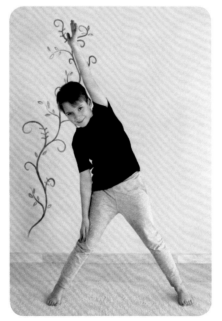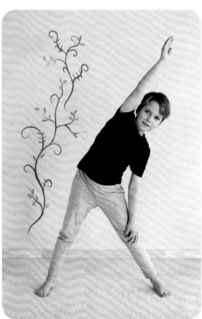

### Wirkungen

- weitet die Atemräume durch die seitliche Dehnung
- fördert die Beweglichkeit der Schultergelenke
- die Wirbelsäule wird flexibel gehalten, die Rückenmuskeln gekräftigt
- das Nervensystem wird beruhigt
- steigert Konzentrationsfähigkeit und Aufmerksamkeit
- hilft gegen Müdigkeit

# Der Halbmond

## Anleitung

- stelle dich auf deine Matte, die Füße sind schulterbreit geöffnet
- spanne das Gesäß leicht an
- strecke deine Arme nach oben und lege die Handflächen zusammen
- beuge dich leicht nach links und atme tief ein und aus
- komme wieder zur Mitte
- beuge dich nach rechts und atme tief ein und aus
- komme zur Mitte
- beende die Übung, indem du die Arme langsam absenkst und nachspürst

## Dynamische Variation

- Übung wie oben, aber im Rhythmus des Atmens
- einatmend hebe die Arme an, ausatmend beuge dich nach links, einatmend zur Mitte, ausatmend nach rechts, einatmend zur Mitte (einige Male wiederholen), ausatmend senke die Arme langsam ab

## Unterstützung mit Klang

Herz- und Beckenschale werden langsam im Wechsel angeschlägelt. Die helle Ton der Herzschale steht für die Mitte, dabei werden die Arme weit nach oben gestreckt, die Hände oder Fingerspitzen zusammengelegt. Der tiefe Ton der Beckenschale steht für den Halbmond, dabei wird der Oberkörper sanft zur einen oder anderen Richtung geneigt. Der Atem kann frei fließen, ältere Kinder können im Rhythmus atmen.

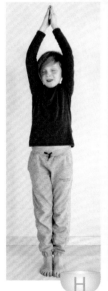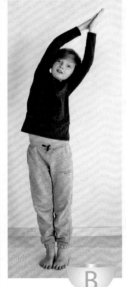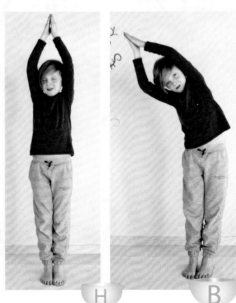

### Variation 1
Das Anschlagtempo kann verringert werden, sodass die Übung in „Zeitlupe" fließt.

### Variation 2
Die Kinder sollen den Klängen lauschen, wird eine der beiden Klangschalen mehrere Male hintereinander angeschlägelt, soll die jeweilige Position etwas gehalten werden.

## Wirkungen

- weitet die Atemräume durch die seitliche Dehnung
- fördert die Beweglichkeit der Schultergelenke
- die Wirbelsäule wird flexibel gehalten, die Rückenmuskeln gekräftigt
- die Rumpf aufrichtende Muskulatur wird gestärkt
- steigert Konzentrationsfähigkeit und Aufmerksamkeit
- hilft gegen Müdigkeit

# Die Palme

## Anleitung

- stelle dich bequem auf deine Matte
- die Beine sind geschlossen (bei Bedarf können die Füße etwas auseinander gestellt werden)
- hebe einatmend die Arme auf Schulterhöhe an, die Handflächen zeigen nach unten
- beuge dich ausatmend nach links, einatmend wieder zur Mitte
- beuge dich ausatmend nach rechts, einatmend zur Mitte
- wiederholde die Übung einige Male
- beende die Übung, nachdem du beide Seiten gleichermaßen geübt hast, in der Mitte und senke die Arme ausatmend ab
- spüre nach

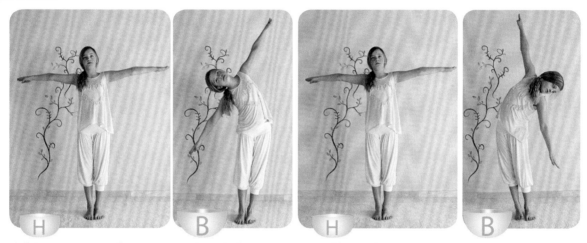

## Unterstützung mit Klang

Herz- und Beckenschale werden langsam im Wechsel angeschlägelt. Die helle Ton der Herzschale unterstützt das Einatmen und das Ausrichten zur Mitte. Der tiefe Ton der Beckenschale unterstützt das Ausatmen und das Beugen zur Seite.

Variation1
Das Anschlagtempo kann verringert werden, sodass die Übung in „Zeitlupe" fließt (hierbei soll auch der Atem frei fließen).
Variation 2
Die Kinder sollen den Klängen lauschen, solange der Klang einer Schale schwingt, oder wenn eine der beiden Klangschalen mehrere Male hintereinander angeschlägelt wird, soll die jeweilige Position etwas gehalten werden (auch hierbei fließt der Atem bequem).

## Eltern-Kind-Variation

- ein Elternteil stellt sich hinter das Kind
- es wird entgegengesetzt geübt
- beugt sich das Kind nach rechts, so beugt sich der Erwachsene nach links und umgekehrt
- ist man zu den Seiten gebeugt, kann man sich ansehen und anlächeln

## Wirkungen

- vertieft die Flankenatmung   • hält die Wirbelsäule flexibel   • wirkt zentrierend

# GLEICHGEWICHTSHALTUNGEN

Das Gewicht des Körpers wird auf kleine Flächen des Körpers verlagert (z.B. Fuß oder Fuß und Hand) und der Körper soll gehalten oder bewegt werden. Dies geschieht Schritt für Schritt und fordert ein hohes Maß an Konzentration. Hier kann es gelingen, vom körperlichen Gleichgewicht auch zu einem inneren Gleichgewicht zu kommen. Das fördert die Aufmerksamkeit.

# Der Baum

## Baum mit dickem Stamm

### Anleitung

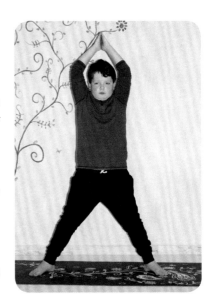

* komme in eine Grätsche
* hebe deine Zehen an, spreize die Zehen und lege sie wieder auf die Matte, mit der Vorstellung, dass es deine Wurzeln sind, die bis tief in die Erde wachsen und dir Stabilität und Standhaftigkeit bieten
* die gegrätschten Beine stellen den dicken großen Stamm dar
* hebe nun deine Arme an, spreize deine Finger, mit der Vorstellung, dass dies die Äste sind, die hoch in den Himmel wachsen

### Dynamische Variation

* lasse ein leichtes Zischen oder Pfeifen ertönen, stelle dir vor, das wäre der Wind, der durch die Äste weht
* bewege deinen Oberkörper sowie die Arme sanft hin und her
* spüre die Stabilität

## Baum mit dünnem Stamm

### Anleitung

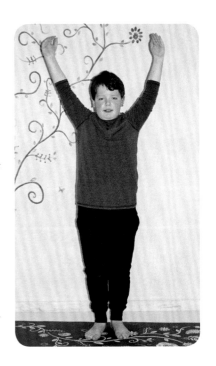

* stelle dich mit geschlossenen Beinen auf die Matte
* hebe deine Zehen an, spreize die Zehen und lege sie wieder auf die Matte, mit der Vorstellung, dass es deine Wurzeln sind, die bis tief in die Erde wachsen und dir Stabilität und Standhaftigkeit bieten
* strecke deine Arme nach oben, entweder sind die Arme geöffnet (Laubbaum) oder du legst die Hände über dem Kopf zusammen (Tannenbaum)

### Dynamische Variation

* lasse auch hier ein leichtes Zischen oder Pfeifen ertönen, stelle dir vor, das wäre der Wind, der durch die Äste weht, bewege deinen Oberkörper sowie die Arme sanft hin und her
* spüre die Stabilität (vgl. „Baum mit dickem Stamm")

# Yoga-Baum

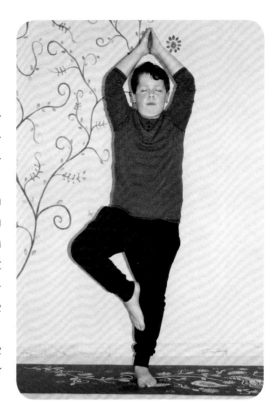

## Anleitung

- stelle dich mit geschlossenen Beinen auf die Matte
- hebe deine Zehen an, spreize die Zehen und lege sie wieder auf die Matte, mit der Vorstellung, dass es deine Wurzeln sind, die bis tief in die Erde wachsen und dir Stabilität und Standhaftigkeit bieten
- verlagere das Gewicht auf das rechte Bein, stelle den linken Fuß an das rechte Bein, sodass du sicher stehen kannst! Du kannst dabei den Fuß so stellen, dass du noch Kontakt mit den Zehen zum Boden hast, oder du stellst den Fuß höher an das Bein oder sogar an den Oberschenkel - achte darauf, dass du mit dem Fuß nicht am Knie stehst, das belastet das Kniegelenk
- strecke nun deine Arme nach oben, entweder sind die Arme geöffnet (Laubbaum) oder du legst die Hände über dem Kopf zusammen (Tannenbaum)

## Dynamische Variation

- lasse auch hier ein leichtes Zischen oder Pfeifen ertönen, stelle dir vor, das wäre der Wind, der durch die Äste weht, bewege deinen Oberkörper sowie die Arme sanft hin und her
- spüre die Stabilität (vgl. „Baum mit dickem Stamm" und „Baum mit dünnem Stamm")

## Unterstützung mit Klang

Die Kinder stellen sich abwechselnd mit einem Fuß in die Beckenschale und dann wird die Beckenschale angeschlägelt. Durch die Schwingungen der Schale wird die Intensität der Übung (Gleichgewicht und Konzentration) verstärkt.

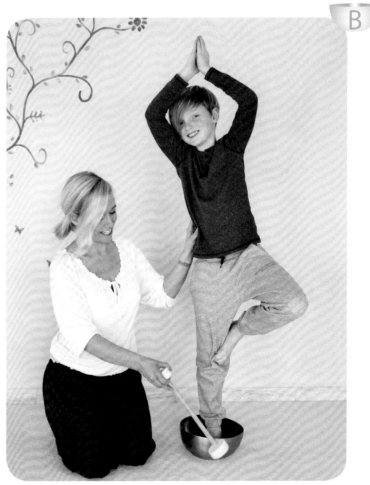

# Partnerbaum (Eltern-Kind)

## Anleitung
- Kind und Elternteil stellen sich nebeneinander
- die äußeren Beine werden an Fuß oder Bein angewinkelt
- die inneren Arme werden ineinander verschränkt
- die äußeren Arme werden je nach Größenunterschied entweder über dem Kopf zusammengelegt oder vor den Körpern zum „Namaste" (Seite 106) zusammengeführt

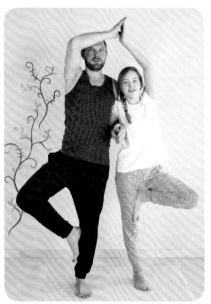
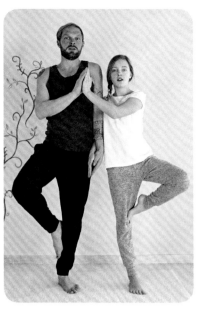

## Affirmation:
*Ich bin fest verwurzelt, meine Wurzeln geben mir Halt. Ich bin stark wie ein Baum.*

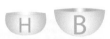

## Imagination mit Klang

*Stell dir vor, du bist ein Baum........ Du hast einen großen, dicken Stamm (Grätsche) ....... Deine Wurzeln wachsen bis tief in die Erde (Zehen anheben, spreizen, leicht in die Matte krallen). ............ Fühl mal, wie tief deine Wurzeln in den Boden wachsen (BS etwas lauter)......... Fühl mal, wie stark dein Stamm ist, ..........wie fest und stabil der Baum steht (BS etwas lauter) ............. Nun spüre weiter hoch zu deinen Ästen. Es gibt dicke Äste,....... dünne Äste ......... und ganz feine Äste,.......... sie sind noch ganz jung und beweglich............. An den Ästen hängen Blätter, spür mal, wie sich die Äste und Blätter sanft im Wind bewegen...... (HS im ruhigen Rhythmus) (Eventuell kann man hier auch eine Atemübung einsetzten – pffff für das Rauschen des Windes) ...........Spür mal, wie sich Äste und Blätter bewegen, wenn der Wind stärker wird............ und es sogar stürmt (Atemgeräusche lauter werden lassen), ............ aber der Baum ist ganz stabil (BS in einem ruhigen Rhythmus) ................ Der dicke Stamm und die tiefen Wurzeln geben Halt und Sicherheit (BS in einem ruhigen Rhythmus)............ Wenn es windstill ist, ist auch der ganze Baum still. Fühl mal, wie der Baum in sich ruht .... (BS in einem ruhigen Rhythmus).*

Diese Imagination kann den anderen Baumvariationen (Baum mit geschlossenen Beinen, Yogabaum) angepasst werden.

## Wirkungen
- durch die notwendige Stabilität des Körpers wird die Rumpf aufrichtende Muskulatur gestärkt
- die Übung erhöht das Körpergefühl und Körperbewusstsein
- das Gleichgewicht des Körpers wird geschult (stärkt das innere Gleichgewicht)
- die Muskeln der Füße werden aktiviert (davon können besonders Kinder mit Fußfehlstellungen profitieren)
- das Nervensystem wird gestärkt
- fördert Konzentration und Aufmerksamkeit
- stärkt das innere Gleichgewicht
- stabilisiert die Persönlichkeit

# Die Berghaltung/Tadasana

## Anleitung

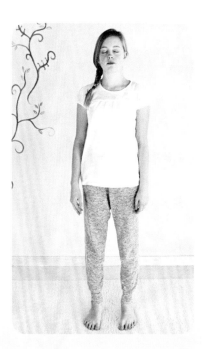

- stelle dich auf deine Matte, die Füße sind entweder leicht geöffnet oder geschlossen, so wie du am bequemsten stabil stehen kannst
- spanne das Gesäß leicht an
- die Arme hängen locker nach unten
- schiebe die Brust leicht nach vorne
- der Kopf ist in einer Linie mit der Wirbelsäule
- der Nacken ist lang
- wenn du magst, schließe deine Augen und nimm wahr, was passiert
- beende die Übung, indem du den ganzen Körper wieder lockerst

## Unterstützung mit Klang

Stelle deine Füße in die Beckenschale (je nach Größe der Schale nur für bestimmte Fußgrößen möglich) oder vor die Beckenschale. Spüre, was passiert, wenn die Beckenschale angeschlägelt wird, wo im Körper kannst du die Schwingungen, das Kribbeln spüren?

B

## Variation

- stelle dich in eine Grätsche
- strecke die Arme nach oben und lege die Handflächen oder Fingerspitzen zusammen zur Bergspitze
- spürst du die Kraft und Unerschütterlichkeit des Berges?
- wie fühlt es sich an, so stark und groß zu sein?

## Dynamische Variation: Berg und Tal (Dreiecksvariation)

- Anfang wie Variation 1
- zeige mit der rechten Hand in das linke Tal (wenn nötig, können die Knie etwas gebeugt werden)
- steige wieder auf die Bergspitze (beide Arme wieder nach oben strecken)
- zeige mit der linken Hand in das rechte Tal (wenn nötig, können die Beine etwas gebeugt werden)
- und wieder nach oben kommen
- beende die Übung, indem du dich bequem auf die Matte stellst und den Körper lockerst

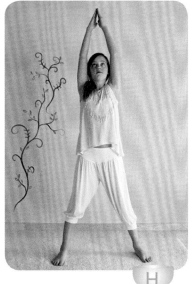

H

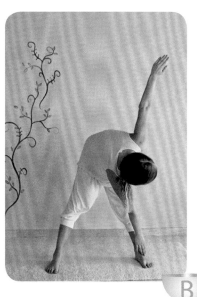

B

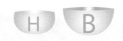
Herz- und Beckenschale werden langsam im Wechsel angeschlägelt. Die helle Ton der Herzschale steht für den Berg, dabei werden die Arme weit nach oben gestreckt, die Hände oder Fingerspitzen zusammengelegt. Der tiefe Ton der Beckenschale steht für das tiefe Tal, hier wird eine Hand zum gegenüberliegenden Fuß gebracht.

### Variation 1

Das Anschlag-Tempo kann verringert werden, sodass die Übung in „Zeitlupe" fließt.

### Variation 2

Die Kinder sollen den Klängen lauschen, solange der Klang einer Schale schwingt, oder wenn eine der beiden Klangschalen mehrere Male hintereinander angeschlägelt wird, soll die jeweilige Position etwas gehalten werden.

## Eltern-Kind-Variation: Berg

### Anleitung

- beide Personen stellen sich Rücken an Rücken zusammen und spüren in die Berg-Position hinein
- Konzentration auf die Wärme des Rückens, den zusätzlichen Halt und die Stabilität

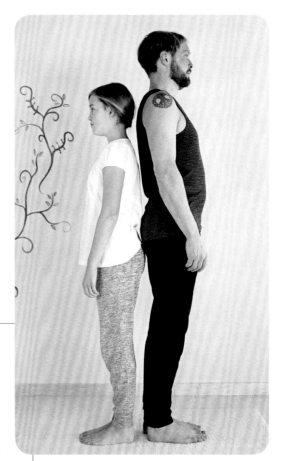

### Wirkungen

- die Übung erhöht das Körpergefühl und Körperbewusstsein
- Schultergürtel und Arme werden gekräftigt
- vertieft den Atem
- das Nervensystem wird gestärkt
- die Wirbelsäule wird flexibel gehalten, die Rückenmuskeln gekräftigt
- die Rumpf aufrichtende Muskulatur wird gestärkt
- stärkt das innere Gleichgewicht
- fördert die Aufmerksamkeit

## Anleitung

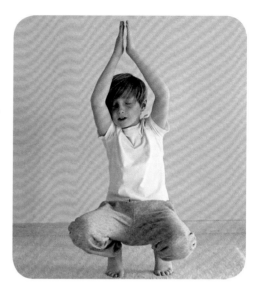

- komme in die Hocke und öffne deine Knie leicht zur Seite
- die Füße können entweder komplett den Boden berühren oder du verlagerst das Gewicht nur auf die Ballen und Zehen, sodass die Fersen angehoben sind - probiere beides aus und komme dann in die für dich bequemste Position
- strecke deine Arme nach oben und bringe die Hände zusammen
- atme ruhig ein und aus
- fixiere einen Punkt am Boden oder an der Wand, sodass du stabil stehen kannst
- halte die Übung nur so lange, wie es bequem möglich ist
- beende die Übung, indem du dich hinsetzt
- spüre zunächst nach, wenn nötig, lockere deine Füße etwas aus

## Unterstützung mit Klang

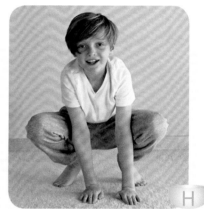

### Dynamische Variation 1

Probiere zunächst den Yoga-Frosch aus, dann komme in eine Froschposition, bei der du die Arme unten und die Hände auf dem Boden hast, hüpfe ein paarmal auf der Stelle oder im Kreis.

### Dynamische Variation 2

Bewegungsspiel: Lausche den Klangschalen! Ertönt die Herzschale, hüpfst du wie ein Frosch (das kann mehrere Male wiederholt werden), ertönt die Beckenschale, komme in den Yoga-Frosch und halte die Position einen Moment (oder bis die Herzschale wieder ertönt und zum Hüpfen einlädt).

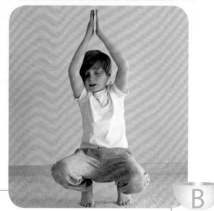

## Wirkungen

- die Übung erhöht das Körpergefühl und Körperbewusstsein
- das Gleichgewicht des Körpers wird geschult (stärkt das innere Gleichgewicht)
- die Muskeln der Füße werden aktiviert (davon können besonders Kinder mit Fußfehlstellungen profitieren )
- das Nervensystem wird gestärkt
- wirkt hüftöffnend
- fördert Konzentration und Aufmerksamkeit
- stärkt das innere Gleichgewicht
- stabilisiert die Persönlichkeit

# Die Katze, der Tiger

## Anleitung

- komme in den Vierfüßlerstand
- die Hände stehen unterhalb der Schultern, die Knie unterhalb der Hüftgelenke - achte darauf, dass der Abstand zwischen Händen und Füßen ungefähr so groß ist, wie der Rücken lang ist
- der Kopf ist in einer Linie mit der Wirbelsäule
- beende die Übung und spüre nach in der „Stellung des Kindes"

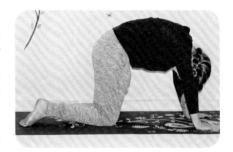

## Dynamische Variation

- mache Katzenbewegungen, drücke deinen Rücken nach oben, senke den Kopf dabei ab, dann strecke deinen Rücken wieder lang und hebe den Kopf dabei an (ältere Kinder können die Bewegung mit dem Rhythmus des Atmens verbinden, ausatmend runder Rücken, einatmend Rücken strecken)
- zum Lockern bewege den ganzen Rücken sanft wie eine Katze in alle Richtungen
- beende die Übung und spüre nach in der „Stellung des Kindes"

## Variation: Der Tiger

- Anfang wie oben
- strecke ein Bein nach hinten, halte es einen Moment
- wechsle die Seite
- Anfang wie oben
- strecke das rechte Bein nach hinten und hebe den linken Arm an, atme ruhig ein und aus, halte einen Moment die Position
- wechsle die Seiten
- beende die Übung und spüre nach in der „Stellung des Kindes"

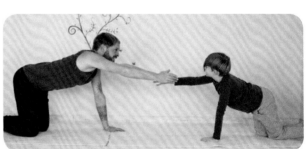

## Eltern-Kind-Variation

- es wird gegenüber praktiziert, so kann man sich zwischendurch ansehen und anlächeln
- bei der Tiger-Variation kann man sich die Hände reichen, wenn die Arme nach vorne gestreckt werden

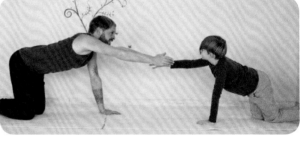

## Wirkungen

- das Gleichgewicht des Körpers wird geschult (stärkt das innere Gleichgewicht)
- mobilisiert die Wirbelsäule
- entspannt die Rückenmuskulatur
- vertieft und harmonisiert die Atmung
- wirkt beruhigend
- fördert Konzentration und Aufmerksamkeit
- stärkt das innere Gleichgewicht

# Der Held/Krieger 1 und 2

## Anleitung: Der Held/Krieger 1

- stelle dich in einer großen Grätsche seitlich auf die Matte
- drehe zunächst deinen rechten Fuß nach rechts, die linke Ferse schiebst du etwas nach hinten
- drehe den Oberkörper nach rechts
- beuge das rechte Bein, achte darauf, dass dein rechtes Knie oberhalb vom Fußgelenk bleibt
- die Arme werden nach oben gestreckt, die Schultern sind weg von den Ohren
- das Becken ist gerade
- halte die Position für ein paar Atemzüge, dann wechsele die Seite
- beende die Übung, indem du beide Füße zusammenstellst und im Stand nachspürst

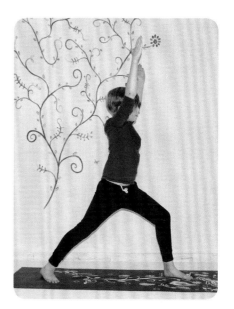

## Variation: Der Held/Krieger 2

- komme auch hier zunächst in eine Grätsche
- drehe den rechten Fuß nach rechts, die linke Ferse etwas zurück
- drehe den Oberkörper nach rechts
- öffne deine Arme zu beiden Seiten, die Arme sind auf Schulterhöhe
- die Hüfte bleibt geöffnet
- der Blick geht über die rechte Hand nach vorne
- achte darauf, dass der Oberkörper aufgerichtet bleibt
- halte die Position für ein paar Atemzüge, dann wechsele die Seite

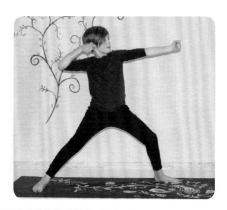

## Variation: Der Bogenschütze

- Anfang wie „Der Held/Krieger 2"
- strecke beide Arme nach vorne (rechts) und ziehe den linken Arm langsam zurück, als wolltest du einen Bogen spannen
- wiederhole das einige Male

## Wirkungen

- die Übung erhöht das Körpergefühl und Körperbewusstsein
- das Gleichgewicht des Körpers wird geschult (stärkt das innere Gleichgewicht)
- die Muskeln der Füße werden aktiviert (davon können besonders Kinder mit Fußfehlstellungen profitieren )
- kräftigt die Muskulatur der Beine, des Rückens, der Arme und Schultern
- dehnt die Innenseiten der Beine
- das Nervensystem wird gestärkt
- fördert Konzentration und Aufmerksamkeit
- stärkt das innere Gleichgewicht
- stabilisiert die Persönlichkeit

# Der Storch

## Anleitung

- stelle dich auf deine Matte, die Füße sind leicht geöffnet
- verlagere das Körpergewicht zunächst auf das rechte Bein und winkele das linke Bein an
- strecke deine Arme für den Storchenschnabel nach vorne, der rechte Arm ist unten, der linke oben
- lege die Handflächen aufeinander und öffne und schließe deine Arme nach oben und unten, als wäre das der Storchenschnabel
- senke die Arme ab und das Bein, spüre kurz nach, ob du einen Unterschied zwischen beiden Körperteilen fühlst
- wechsele die Seite, verlagere das Körpergewicht auf das linke Bein und winkele das rechte Bein an
- strecke deine Arme nach vorne, nun ist der linke Arm unten und der rechte Arm oben, die Handflächen liegen aufeinander, öffne und schließe deinen Storchenschnabel

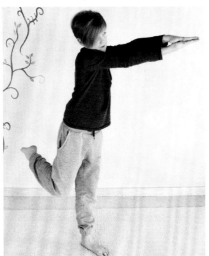 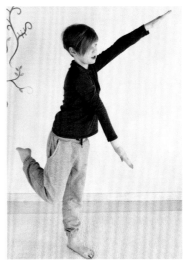

## Unterstützung mit Klang

Die Kinder stellen sich abwechselnd mit einem Fuß in die Beckenschale und dann wird die Beckenschale angeschlägelt. Durch die Schwingungen der Schale wird die Intensität der Übung (Gleichgewicht und Konzentration) verstärkt.

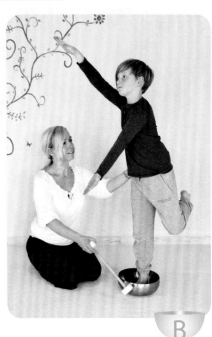

## Wirkungen

- die Übung erhöht das Körpergefühl und Körperbewusstsein
- das Gleichgewicht des Körpers wird geschult (stärkt das innere Gleichgewicht)
- die Muskeln der Füße werden aktiviert (davon können besonders Kinder mit Fußfehlstellungen profitieren )
- kräftigt die Muskulatur der Arme und der Schultern
- das Nervensystem wird gestärkt
- fördert Konzentration und Aufmerksamkeit
- stärkt das innere Gleichgewicht
- stabilisiert die Persönlichkeit

# Die Tänzerin, der Tänzer

## Anleitung

- stelle dich auf deine Matte, die Füße sind leicht geöffnet
- verlagere das Körpergewicht zunächst auf das rechte Bein und winkele das linke Bein an
- greife mit deiner linken Hand zum linken Fußgelenk, strecke deinen rechten Arm nach oben
- beende die Übung und spüre kurz nach, ob du einen Unterschied zwischen beiden Körperhälften wahrnehmen kannst
- dann wechsele die Seite, verlagere das Körpergewicht auf das linke Bein und winkele das rechte an, greife mit der rechten Hand zum Fußgelenk
- strecke den linken Arm nach vorne
- beende die Übung und spüre im Stehen nach

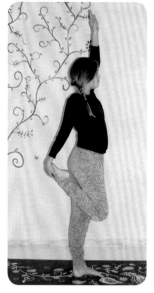

## Variation

- Anfang wie oben
- ist das Gleichgewicht stabil, kann der Oberkörper etwas nach vorne gebeugt werden, das Bein und der Fuß werden dabei etwas nach hinten oben gehoben
- der Arm kann entweder oben bleiben oder etwas nach vorn gestreckt werden
- auch hier Seitenwechsel

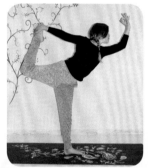

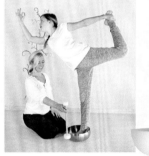

## Unterstützung mit Klang

Die Kinder stellen sich abwechselnd mit einem Fuß in die Beckenschale und dann wird die Beckenschale angeschlägelt. Durch die Schwingungen der Schale wird die Intensität der Übung (Gleichgewicht und Konzentration) verstärkt.

## Eltern-Kind-Variation

- die Übung wird gegenüber praktiziert, sodass man sich bei der Übung die Hand reichen kann

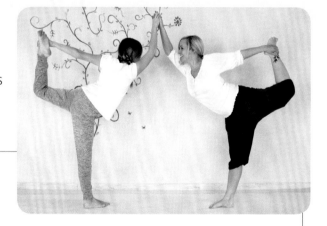

## Wirkungen

- die Übung erhöhen das Körpergefühl und Körperbewusstsein
- das Gleichgewicht des Körpers wird geschult (stärkt das innere Gleichgewicht)
- die Muskeln der Füße werden aktiviert (davon können besonders Kinder mit Fußfehlstellungen profitieren )
- kräftigt die Muskulatur der Arme und der Schultern
- das Nervensystem wird gestärkt
- die Vorderseite des Körpers und der jeweilige Leistenbereich werden gedehnt
- fördert Konzentration und Aufmerksamkeit
- stärkt das innere Gleichgewicht
- stabilisiert die Persönlichkeit

# DYNAMISCHE ASANAS

Diese Übungen werden in Bewegung ausgeführt. Die Wirbelsäule wird dabei in verschiedene Bewegungsrichtungen gebracht.

## Der Affe

### Anleitung

- stelle dir vor, du bist ein kleines Äffchen und springst ganz freudig von einem Bein aufs andere
- dabei kitzelst du dich selber unter den Armen
- mache dabei Äffchengeräusche (Huhu Haha Hihi)
- beende die Übung, indem du dich hinstellst und nachspürst
- wie fühlt sich der Körper an, wie fühlt sich der Atem an

### Unterstützung mit Klang – Klangspiel

Die Kinder machen die Übung so lange, bis der Klang einer Zen-Schale ertönt. Die Kinder stoppen die Übung, als wären sie „eingefroren". Ertönt die Zen-Schale erneut, wird weitergeübt.

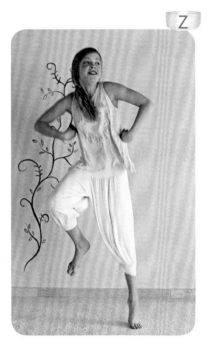

### Variation: Gruppenübung Affenmassage

- alle Kinder setzen sich in den Kreis und drehen sich nach links (oder rechts), sodass jedes Kind einen Rücken des anderen Kindes vor sich hat
- nun lausen sich die Kinder gegenseitig, indem sie behutsam am Rücken des anderen so tun, als wollten sie Läuse einsammeln
- die Übung kann beendet werden, indem jedes Kind seine Hände kräftig aneinander reibt und die warmen Hände einen Moment auf den Rücken des Kindes vor ihm legt

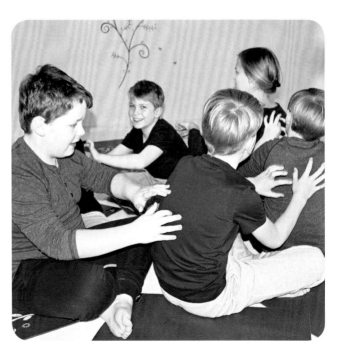

### Wirkungen

- regt das Herz-Kreislaufsystem an
- lockert den ganzen Körper
- macht Spaß und Freude
- erhöht das Körperbewusstsein

# Der Grashalm (Rasenmäher)

## Anleitung

- komme in die Hocke und stelle dir vor, du wärest ein Grassamen
- wirst du gut genährt von Sonne und Regen, beginnst du langsam zu wachsen, richte dich dafür ganz langsam auf, hebe den Oberkörper an, strecke deine Beine durch und dann hebe auch deine Arme an, lege die Handflächen über dem Kopf zusammen
- bewege nun den Oberkörper und die Arme sanft hin und her, als würde ein Wind über den Rasen wehen
- beende die Übung, indem du die Arme absenkst und nachspürst

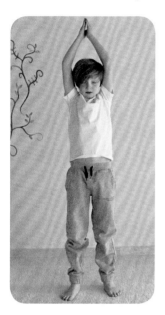 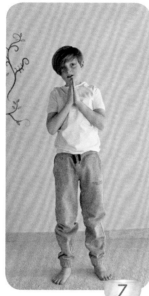 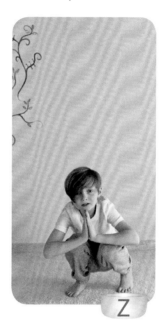 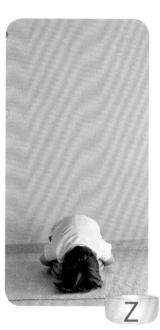

## Unterstützung mit Klang – Grashalm-Rasenmäher-Klangspiel

- Anfang wie oben
- ein Rasenmäher kommt, um die Grashalme zu schneiden
- die verschiedenen Zen-Schalen deuten jeweils die „Kürze" des Rasens an:
  ertönt die kleine helle Zen-Schale, wird der Rasen nur etwas gekürzt, die Arme werden abgesenkt,
  ertönt die mittlere Zen-Schale, wird der Rasen etwas mehr gekürzt, das Kind geht in die Hocke,
  ertönt die große Zen-Schale, wird der Rasen ganz gekürzt, die Kinder legen sich auf den Rücken
- zum Wachsen werden die Schalen aufsteigend im Klang angeschlägelt
- die Übung kann mehrere Male wiederholt werden
- in kleinen Gruppen oder bei genügend Zeit darf jedes Kind einmal „Rasenmäher" sein und die Schale seiner Wahl anschlägeln
- danach alle Schalen im Klang aufsteigend beklingen, um das Gras auch wieder wachsen zu lassen!

## Wirkungen

- macht Spaß und Freude
- fördert die Beweglichkeit des Rückens
- stärkt die Muskulatur der Beine
- stärkt die Rumpf aufrichtende Muskulatur

# Der Kamelritt

## Anleitung

- setze dich in den Fersensitz
- lege die Hände bequem auf deinen Oberschenkeln ab
- spüre für einen Moment deinen Atem, wie er kommt und geht
- dann begleite das Ausatmen mit einer Bewegung, mache den Rücken dabei rund und senke den Kopf nach vorne ab
- einatmend richte dich Wirbel für Wirbel auf, hebe den Kopf an, der Nacken bleibt lang
- folge nun deinem Atem mit der Bewegung
- dabei kannst du dir vorstellen, wie du auf einem Kamel reitest und geschaukelt wirst
- beende die Übung, indem du die Beine ausstreckst, die Knie lockerst und nachspürst

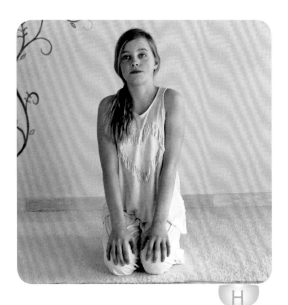 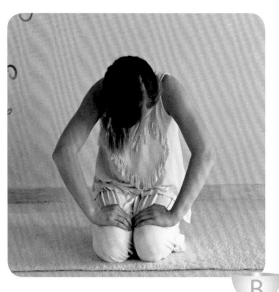

H   B

## Unterstützung mit Klang

Herz- und Beckenschale werden langsam im Wechsel angeschlägelt. Die Herzschale signalisiert das Aufrichten des Rückens, die Beckenschale das Beugen des Oberkörpers und Absenken des Kopfes nach unten.

Die Geschwindigkeit des Klangwechsels kann verringert werden, die Übung wird langsamer, wie in Zeitlupe. Der Atem fließt dabei ganz frei.

## Wirkungen

- unterstützt die tiefe Bauchatmung
- die Rückenmuskeln werden gedehnt und gekräftigt
- die Bauchorgane werden massiert

# Der Sonnenaufgang und -untergang

## Anleitung

- hocke dich ganz klein auf deine Matte und stelle dir vor, du bist die Sonne, die gerade noch hinter dem Horizont versteckt ist
- strecke dich nun langsam nach oben, richte den Oberkörper auf und strecke deine Beine durch, sodass du zum Stehen kommst, als würde die Sonne langsam aufgehen
- strecke nun die Arme zunächst nach oben und zu allen Seiten, beuge und drehe dabei deinen Oberkörper langsam zu allen Seiten, so wie auch die Sonne in die Welt hinaus scheint
- senke nun die Arme langsam wieder ab und mache dich klein, so wie die Sonne am Abend langsam wieder untergeht und hinter dem Horizont verschwindet
- spüre in der „Stellung des Kindes" nach

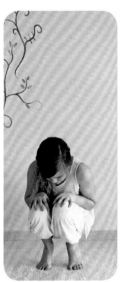 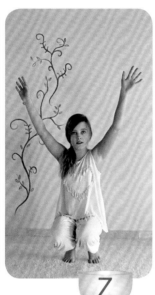 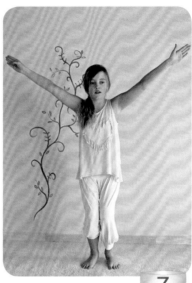 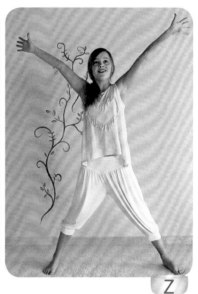

## Unterstützung mit Klang

Die Zen-Schalen werden langsam aufsteigend im Klang angeschlägelt und signalisieren das Aufgehen der Sonne. Ist es Zeit, dass die Sonne wieder untergeht, werden die Schalen absteigend im Klang angeschlägelt, zuletzt die Beckenschale zum Nachspüren.

## Wirkungen

- die Muskeln der Beine und der Rumpf aufrichtenden Muskulatur werden gestärkt
- der Kreislauf wird angeregt

# Die Rückenschaukel

## Anleitung

- lege dich bequem auf den Rücken
- ziehe deine Knie zur Brust
- greife mit den Händen an deine Schienbeine oder an die Kniekehlen
- beginne sanft zu schaukeln, zunächst einige Male von rechts nach links, dann auch vor und zurück
- lasse den Schwung größer werden, aber nur, wenn es dir gut tut
- komme entweder mit einem Schwung nach oben zum Sitzen und spüre nach oder lege dich wieder auf den Rücken und entspanne

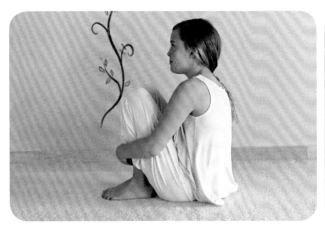
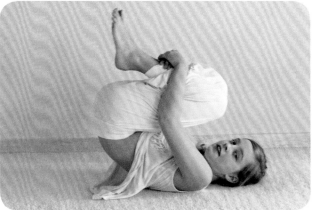

## Wirkungen

- massiert die Rückenmuskeln und den Bauchraum
- regt die Durchblutung und den Kreislauf an
- fördert die Koordinationsfähigkeit

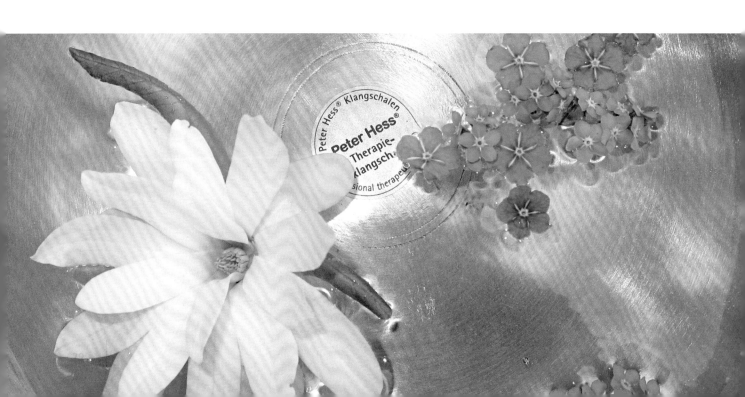

# YOGAFLOWS – DYNAMISCHE ÜBUNGSSEQUENZEN

Hiermit ist die Aneinanderreihung verschiedener Asanas zu einem sogenannten Yogaflow gemeint. Bei den Yogaflows sollte darauf geachtet werden, dass rechte und linke Körperseite immer gleichermaßen angesprochen werden.

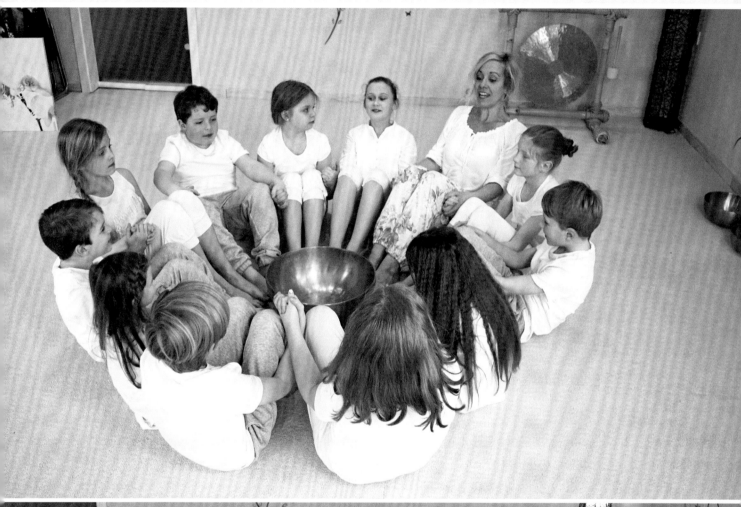

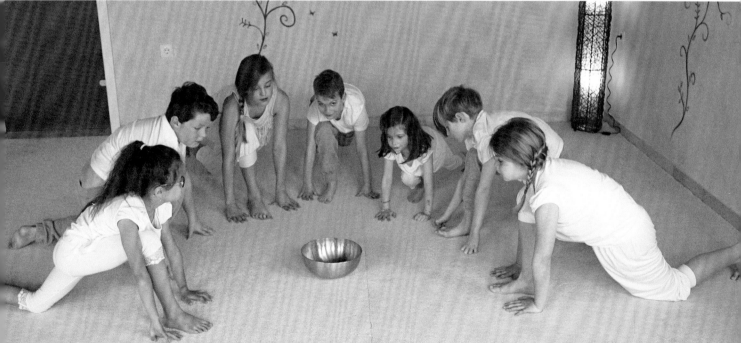

# Der Sonnengruß

Der Sonnengruß ist eine klassische Aufwärmübung im Yoga.

## Anleitung

- stelle dich an den Anfang deiner Matte (oder in den Kreis), die Beine sind geschlossen oder leicht geöffnet, so wie es für dich am bequemsten ist
1. lege die Hände vor der Brust zusammen
2. spanne das Gesäß leicht an und strecke die Arme nach oben, der Blick geht zur Decke
3. senke den Oberkörper ab und stelle die Hände neben den Füßen auf, die Knie können bei Bedarf leicht gebeugt sein
4. mache mit dem rechten Bein einen großen Schritt zurück, das Knie senke zur Matte, hebe den Kopf an (in der zweiten Runde wird das linke Bein zurückgestellt)
5. bringe nun auch das linke Bein zurück, der Körper ist in einer geraden Linie oder die Knie sind beide aufgestellt
6. senke den Oberkörper ab, lege die Stirn auf die Matte
7. hebe Kopf und Oberkörper an zur "Kobra"
8. drücke das Gesäß nach oben Richtung Decke, der Rücken ist lang, der Kopf hängt entspannt, die Knie sind bei Bedarf leicht gebeugt
9. bringe den rechten Fuß wieder nach vorne zwischen die Hände
10. stelle auch das linke Bein dazu
11. richte dich auf und strecke die Arme wieder nach oben
12. lege die Hände vor der Brust zusammen
- wiederhole Punkt 2-12 mit dem linken Bein
- beende die Übung in der „Berghaltung" und spüre nach

## Unterstützung mit Klang – Bewegungs-Klangspiel

Die Herzschale kann in einem ruhigen Rhythmus einige Male angeschlägelt werden, bei jedem Anschlag wechseln die Kinder in die nächste Position vom Sonnengruß.
Ertönt die Beckenschale, wird die jeweilige Position eine Weile gehalten, bis das Ertönen der Herzschale die nächste Position signalisiert.

## Wirkungen

- regt das Herz- Kreislauf System an
- hält die Wirbelsäule flexibel und kräftigt die Rückenmuskeln
- stärkt die Rumpf aufrichtende Muskulatur
- unterstützt das innere Gleichgewicht

## Tipp: Sonnengruß mit Musik

Mai Cocopelli, eine Kinderliedermacherin aus Österreich, hat zwei wunderbare CD`s zum Thema Kinderyoga herausgebracht! Auf der CD „Mai Cocopelli und der kleine Yogi" gibt es ein lustiges Lied zum Sonnengruß. Ein sehr schöner Einstieg, um die Übungsreihe langsam und freudevoll zu erlernen.

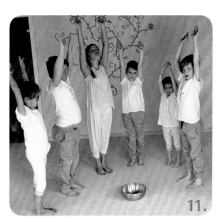

11.

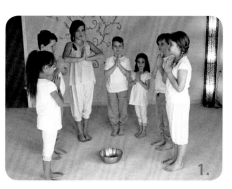

1.

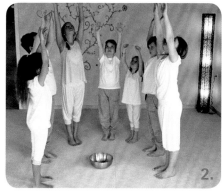

2.

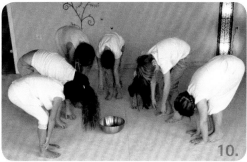

10.

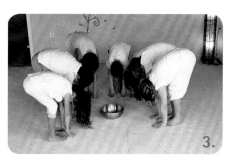

3.

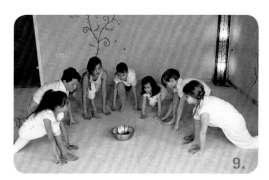

9.

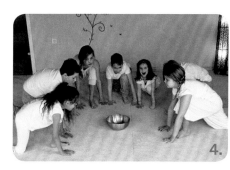

4.

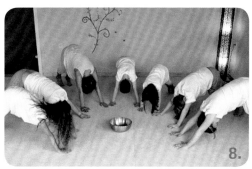

8.

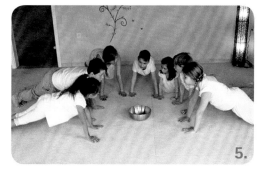

5.

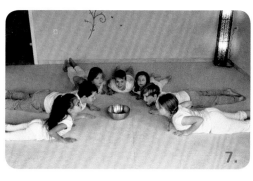

7.

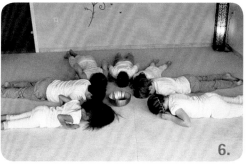

6.

# Die Kriegerin, der Krieger des Lichts

## Anleitung

- stell dich an den Anfang der Matte
1. lege die Hände an den unteren Rücken und neige dich leicht zurück, der Blick geht sanft nach oben
2. streiche nun mit den Händen an den Beinen entlang nach unten und komme in die stehende Vorbeuge
3. bringe das rechte Bein nach hinten, stelle den Fuß auf und hebe Oberkörper und Arme an (Krieger 1) die Handflächen berühren sich
4. senke nun deinen rechten Arm in einem großen Bogen ab und folge mit dem Blick (leichte seitliche Rückbeuge)
5. bringe die Füße parallel zueinander, die Beine sind durchgestreckt, strecke die Arme auf Schulterhöhe aus, die Handflächen sind nach unten gedreht
6. hebe die Arme in einem großen Bogen über die Seite an und lege die Hände über dem Kopf zusammen
7. bringe die gefalteten Hände vor dein Herz
8. strecke die Arme wieder nach oben und drehe dich dabei nach rechts (hinten), beuge das rechte Bein (Krieger 1)
9. neige den Oberkörper nach vorne unten und bringe dein linkes Bein wieder nach vorne, sodass du direkt wieder in der stehenden Vorwärtsbeuge bist
10. komme Wirbel für Wirbel nach oben in den Stand, lege die Hände an den unteren Rücken und beuge dich leicht zurück
- wiederhole den Yogaflow mit dem rechten Bein nochmal, wie in Punkt 2-10 beschrieben
- bis du wieder am vorderen Ende der Matte angekommen, machen den Yogaflow nun mit dem linken Bein zweimal
- beende die Übung in der Berghaltung und spüre nach

## Wirkungen

- stärkt das Herz-Kreislaufsystem
- hält die Wirbelsäule flexibel
- hilft, Mut und Selbstbewusstsein zu entwickeln

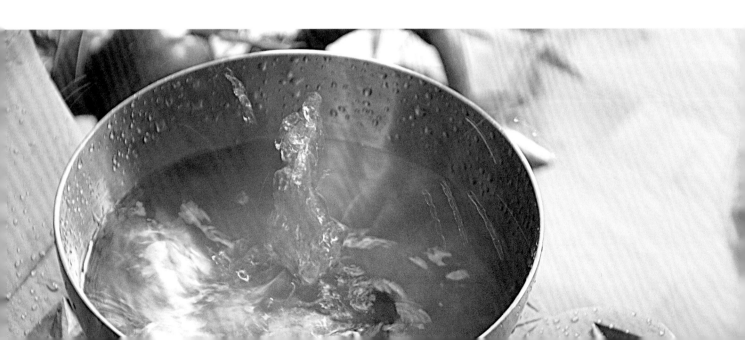

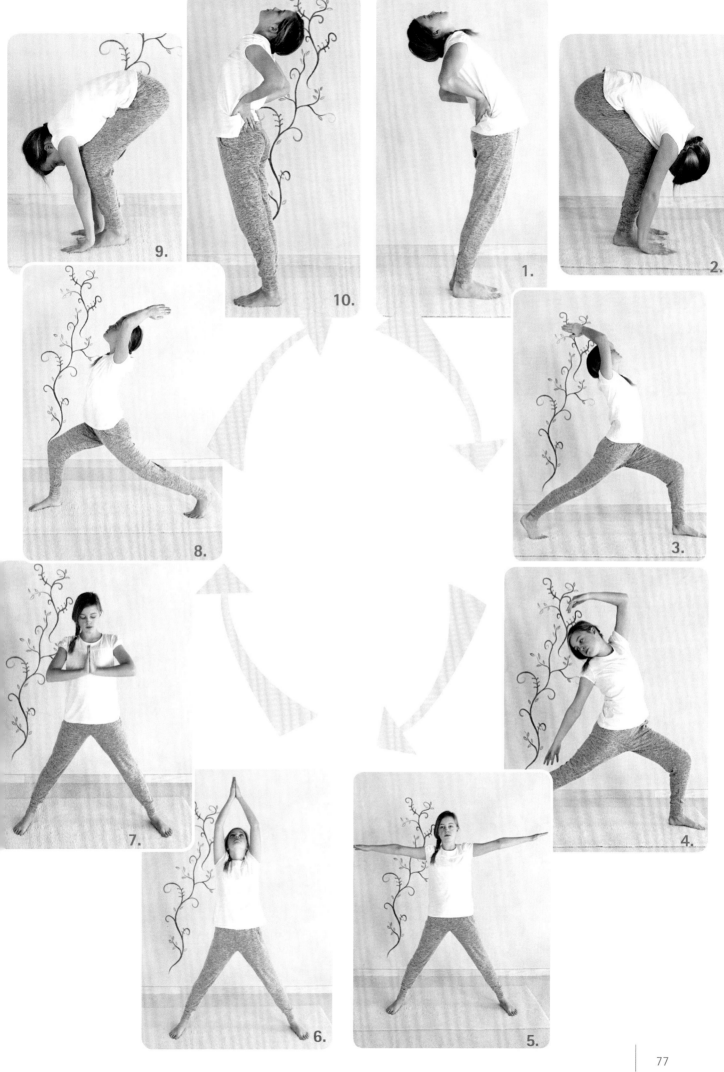

1.

2.

3.

4.

5.

6.

7.

8.

9.

10.

# Die Lotusblüte (Gruppenübung)

## Anleitung

1. alle Kinder setzen sich im Kreis ganz dicht nebeneinander: stellt eure Füße auf und reicht euch die Hände

* „stellt euch nun vor, wir sind die Blätter einer riesengroßen Lotusblüte, diese Blüte ist geschlossen" – beugt euren Oberkörper etwas nach vorne und neigt den Kopf leicht

2. „wenn am Morgen die Sonne aufgeht, öffnet sich auch die Blüte ganz langsam, zunächst die äußeren Blütenblätter" – senkt den Oberkörper vorsichtig nach hinten und legt euch ab

3. „dann öffnen sich auch die inneren Blütenblätter" – streckt nun die Beine nach oben und lasst sie langsam zum Oberkörper absenken

4. wenn es bequem möglich ist, hebt das Gesäß etwas mit an

* „wenn am Abend die Sonne wieder untergeht, schließen sich die Blütenblätter, zunächst die inneren" – rollt langsam Richtung Po ab und senkt die Füße Richtung Boden ab

* „dann schließen sich auch die Inneren Blütenblätter" – hebt euren Kopf und Oberkörper an, stellt die Füße nun ganz am Boden ab und kommt wieder zum Sitzen

5. „in der Nacht bleibt die Blüte sicher geschlossen" – beugt euren Oberkörper nach vorne und senkt den Kopf etwas ab, legt die Arme auf den Rücken eures Nachbarn

* (bei Bedarf kann die Übung einige Male wiederholt werden)

* beende die Übung und mache bei Bedarf „den Tisch" (Seite 43) als Ausgleichsposition

## Unterstützung mit Klang

### Variation 1

Die Beckenschale wird in der Mitte des Kreises positioniert. Die Schale wird angeklungen und die Kinder schließen die Blüte etwas mehr. Während der Klang langsam verklingt, wird die Blütenübung langsam praktiziert. Wenn die Kinder wieder nach oben kommen und die Blüte sich schließt, wird die Beckenschale abermals angeschlägelt.

### Variation 2

Hierbei sitzt die Yogalehrerin (oder ein Kind) außerhalb des Kreises an den Klangschalen. Wird die Beckenschale angeschlägelt, ist die Blüte geschlossen. Die Zen-Schalen werden langsam nacheinander – im Klang aufsteigend – angeschlägelt und signalisieren die sich öffnende Blüte. Werden die Schalen nun langsam – im Klang absteigend – angeschlägelt, so wird das Schließen der Blüte signalisiert. Ist die Blüte geschlossen, wird die Beckenschale angeschlägelt.

## Eltern-Kind-Variation

* die Lotusblütenübung ist sehr beliebt in Familien-Klangyogastunden, hierbei machen die Eltern die Übung gemeinsam mit den Kindern genauso wie oben beschrieben

## Wirkungen

* fördert Konzentration und Koordinationsfähigkeit
* steigert Sozialkompetenzen und das Gefühl der Gruppenzugehörigkeit
* stärkt die Rumpf aufrichtende Muskulatur
* massiert Rücken und Wirbelsäule

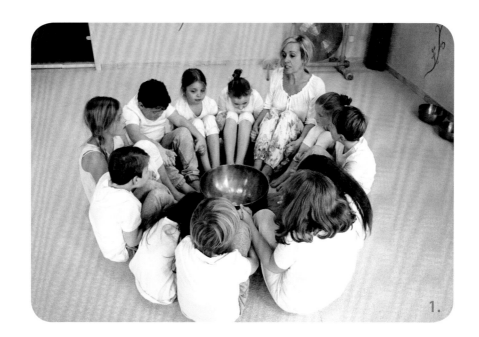

1.

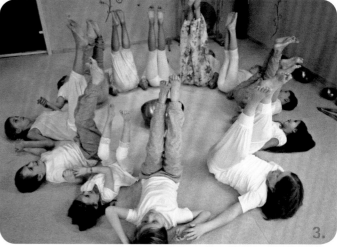

5.

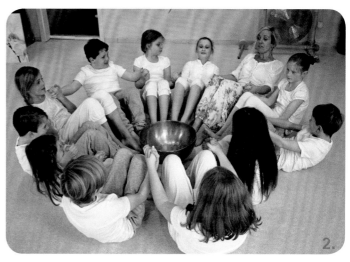

2.

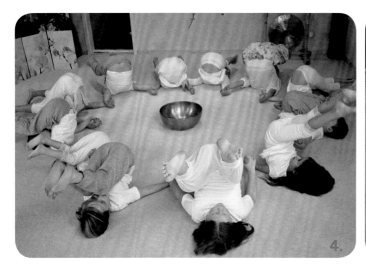

4.

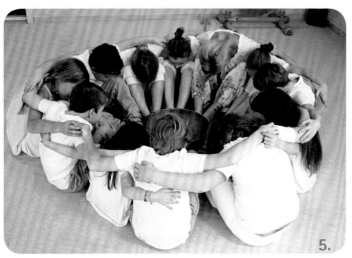

3.

# Das Mausezeichenspiel – kleiner Sonnengruß

Die nachfolgenden beiden Yogaflows werden als Bewegungs-Klangspiel beschrieben. Hierfür sind zwei verschiedene Klangschalen notwendig, z.B. eine Herz- und Beckenschale mit Untersetzern sowie ein Schlägel.

Zu Beginn der beiden Yogaflows werden zu den verschiedenen Asanas bestimmte „Mausezeichen" (=Klangfolgen) vereinbart – diese können auch von den Kindern selbst bestimmt werden. Die jeweiligen vier Asanas werden dann in beliebiger Reihenfolge ausgeführt – je nachdem, welches „Mausezeichen" gerade ertönt.

Die Übungen fordern ein hohes Maß an Konzentration und machen gleichzeitig viel Spaß! Sie richten sich daher eher an größere Kinder. Da die Stehvariation den Kreislauf sehr stark anregt, ist es wichtig, die Asanas langsam einzunehmen und langsam zu wechseln, damit es nicht zu Schwindel-Gefühlen kommt!

## Ablauf

- dieser Yogaflow setzt sich aus den Asanas „Hund" (Seite 47), „Katze" (Seite 64), „Kobra" (Seite 41) und „Stellung des Kindes" (Seite 37) zusammen
- jede der vier Asanas erhält eine bestimmte Klangfolge, z.B.
  · Hund: HS – BS – HS
  · Katze: BS – BS – HS
  · Kobra: BS – HS – HS
  · Stellung des Kindes: BS – BS – BS
- es geht los in der „Stellung des Kindes"
- nun ertönen im Wechsel eine der vereinbarten Klangfolgen und die Kinder sollen die jeweilige Asana erkennen und praktizieren – bis das nächste „Mausezeichen" ertönt
- dieser Yogaflow kann über mehrere Minuten geübt werden
- zum Beenden begeben sich die Kinder entweder in die Bauchlage oder nehmen die „Stellung des Kindes" ein und spüren nach

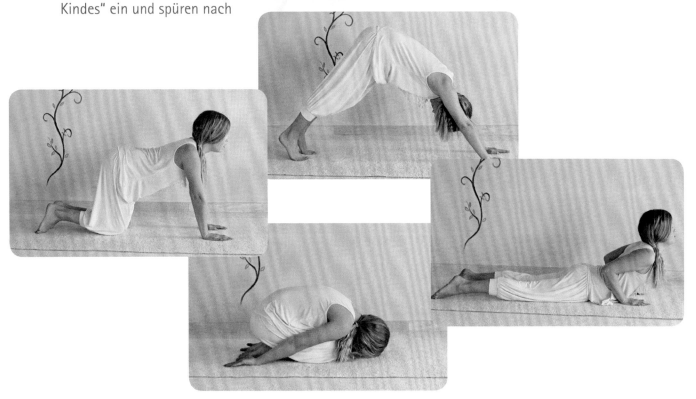

## Variation im Stehen

- die stehende Variation dieses Yogaflows setzt sich aus den Asanas „Berghaltung" (Seite 61), „Baum" (Seite 58), „Frosch" (Seite 63) und „Sonnenübung" (Seite 71) zusammen
- wieder wird für jede der vier Asanas ein bestimmtes „Mäusezeichen" vereinbart, z.B.
  - · Berg: BS – BS – HS
  - · Baum: BS – HS – HS
  - · Frosch: BS – HS – BS
  - · Sonnenübung: HS – HS – HS
- es geht los in der Standposition „Berg"
- nun ertönen im Wechsel eine der vereinbarten Klangfolgen und die Kinder sollen die jeweilige Asana erkennen und praktizieren – bis das nächste „Mausezeichen" ertönt
- dieser Yogaflow kann über mehrere Minuten geübt werden
- zum Beenden nehmen die Kinder entweder die „Berghaltung" ein oder setzen sich auf einen Stuhl (wenn vorhanden)

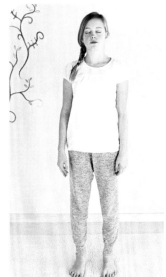
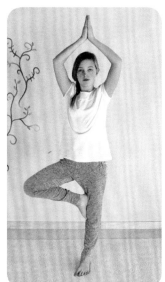
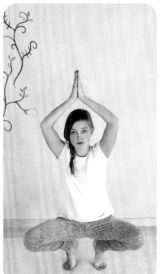
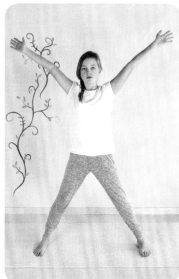

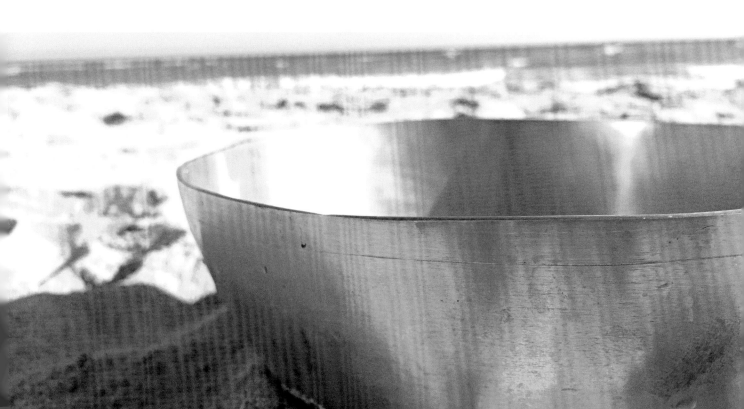

# Bewegte Sonnenblumenmeditation (v. Heike Ronnebäumer)

## Gestaltung der Mitte

Es ist sehr schön, für diese Meditation die Mitte thematisch zu gestalten - mit Sonnenblumenkernen, Bildern von Sonnenblumen, Vögeln, die an den Sonnenblumen picken, ...

## Anleitung

1. komme in die Stellung des Kindes (Seite 37)

   *wenn du magst, kannst du dich so klein machen wie ein Samenkorn, ein klitzekleines Samenkorn in der Erde, so wie die Erde dich sanft umhüllt, so umhüllen dich auch die Klänge .... (HS und BS im Wechsel)*

   *es ist angenehm warm dort unten in der Erde, so fühlst du dich sicher und geborgen, manchmal kannst du hören und spüren, wie Regentropfen auf die Erde über dir regnen.... (ZS-Set langsam und sanft im Wechsel), wie ein leises, sanftes Klopfen hört es sich an .... (HS und BS im Wechsel)*

2. hebe langsam deinen Oberkörper an, die Hände sind zusammengelegt

   *an einem besonderen Tag spürst du eine wohlig, angenehme Wärme dort unten, du möchtest aus der Erde heraus.... der Wärme entgegen,.... ein kleines Stückchen in Richtung Himmel wachsen.... (ZS-Set sanft aufsteigend)*

3. richte dich in den Kniestand auf

   *so kannst du bemerken, wie es um dich herum immer heller wird, ... neugierig schaust du dich um.... (HS und BS im Wechsel) –* (Hier können Entdeckungen der Kinder eingebracht werden, um mehr in Aktion zu treten)

4. stelle dich hin, lasse die Hände dabei zusammengelegt

   *all das, was du siehst, lädt dich ein, noch weiter aus der Erde hinauszuragen, ..... du wächst immer höher..... und höher.... der Sonne entgegen, so wiegst du dich als langer, grüner Blumenstengel im Wind, deine Wurzeln ragen tief in die Erde hinein, ..... sie halten dich ganz fest, du genießt die wärmende Sonne.... (HS), den erfrischenden Regen.... (ZS-Set und dann HS und BS im Wechsel)*

5. strecke deine Arme langsam nach oben

   *je länger du dort hin und her wiegst, je mehr spürst du oben an deinem Stengel ein seltsames, irgendwie magisches Gefühl, es ist so, als ob dich etwas wie an einem glitzerigen Faden nach oben zieht.... (ZS-Set sanft aufsteigend)*

6. öffne deine Arme

   *plötzlich spürst du, wie von Zauberhand ein Knospe nach oben hinauswächst, .... sich mehr und mehr dem Sonnenlicht entgegenstreckt (HS) und sich ganz, ganz langsam zu öffnen beginnt.... (HS und BS im Wechsel), wunderschöne gelbe Blätter öffnen sich zu einer prächtigen, großen Sonnenblume, und weil die Sonnenblume Sonnenblume heißt, ..... wendet sie ihren Blütenkopf immer der Sonne zu.... (wenn gewünscht mit hellem Klang der HS hin und her bewegen oder im Raum umher gehen)*

4. am Abend, wenn die Sonne langsam untergeht, schließt sich die prächtige Sonnenblumenblüte wieder...

   schließe die Finger, lege die Handflächen aneinander und führe sie vor die Brust

**Tipp:** Das Lied „Erde mein Körper" von der CD „SOM - Sound of Mantra" von Anna Avramidou und Ingrid von Brillemann kann für einen Tanz genutzt werden, der als Bewegungseinheit diese Übung abschließt.

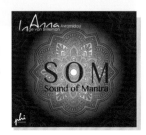

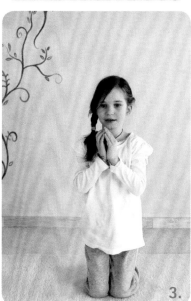

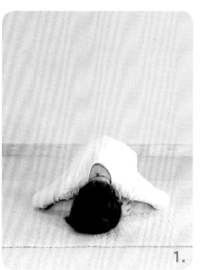

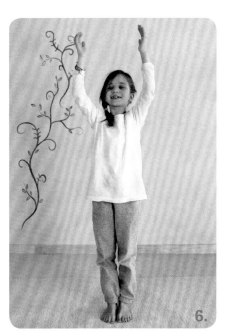

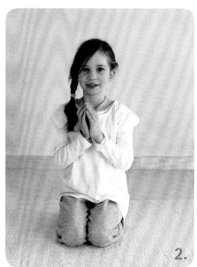

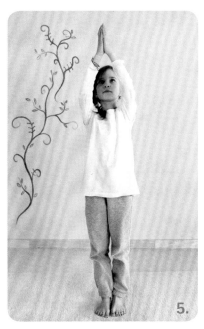

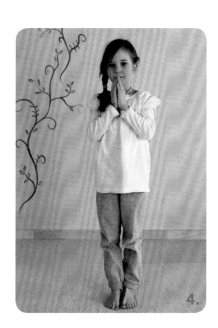

**Wirkungen**

- stärkt Fantasie und Vorstellungsvermögen
- fördert die Entspannung
- stärkt das innere Gleichgewicht

# Yoga:

# Atemübungen

Mit dem ersten Atemzug beginnt das Leben außerhalb des Mutterleibes. Mit dem letzten Atemzug endet das Leben. Die Atmung ist ein wichtiger Begleiter und ein lebensnotwendiger Vorgang. Ohne Atem kein Leben.

Die Atmung läuft einerseits unwillkürlich ab und kann andererseits auch willentlich beeinflusst werden. Psychische und physische Veränderungen beeinflussen die Atmung direkt und unmittelbar. Über die bewusste Atemkontrolle und gezielte Atemübungen können wir positiven Einfluss auf die Psyche und die verschiedenen Funktionen des Körpers nehmen.

Die entspannte, tiefe Bauchatmung ist die wichtigste Atemübung, die regelmäßig angeleitet und wiederholt werden sollte, um nach und nach fester Bestandteil im Alltag zu werden. Die tiefe Bauchatmung und die bewusste Atemkontrolle ist die beste Möglichkeit zur Gesunderhaltung des Körpers und zur allgemeinen Entspannung von Körper und Geist. Das Zentrale Nervensystem ist unmittelbar mit dem Atem verbunden und entspannt sich durch den ruhig und tief fließenden Atem, was sich stressreduzierend auswirkt.

Aber auch Singen, Chanten oder Tönen haben positive Wirkungen. Die Lungenkapazität wird erhöht und die Schwingungen des inneren Klangs regen den Zellstoffwechsel an und wirken beruhigend.

## CHANTEN UND TÖNEN

Kinder lieben es zu singen. Singen macht Spaß und ist eine gute Atemübung.
Das Chanten von „OM", das Singen von Mantren oder Kinderliedern ist eine wunderbare Bereicherung und bringt uns in einen gemeinsamen Einklang.

Die hier vorgestellten Übungen haben den Schwerpunkt zu tönen und Laute zu erzeugen.
Diese Techniken kann man in den verschiedenen passenden Yogaübungen einer Geschichte integrieren.

**Tipp: Wunderbare Lieder zum (Mit)Singen findest du bei den Musiktipps im Anhang!**

# Die Bienenatmung

Diese Atemübung kann als Atemmeditation im Sitzen praktiziert werden, aber auch als bewegte Übung.

## Anleitung

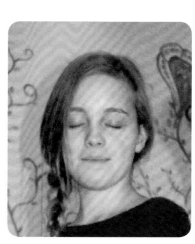

- setze dich in eine bequeme Position
- stelle dir vor, du bist eine kleine Biene
- atme ein
- ausatmend schließe den Mund und summe wie eine Biene: Mmmmmm
- wiederhole das einige Male
- spüre dabei in den Körper hinein, wie der ganze Körper von innen schwingt
- wenn du magst, kannst du auch mal deine Ohren zuhalten und das Summen und Brummen nur in dir hören
- bist du in einer Gruppe, kannst du auch mal das eine Ohr, mal das andere Ohr zuhalten, das ist lustig, denn so kannst du mal die „Bienen" auf der einen Seite hören, mal die auf der anderen Seite, denn jede Biene summt anders
- beende die Übung, indem du nachspürst,
  wie fühlt sich dein Körper jetzt an, vielleicht schwingt er immer noch von innen?
  wie fühlt sich dein Atem jetzt an?

## Dynamische Variation: Bewegte Biene

- stelle dir vor, du wärest eine kleine Biene, die über eine Blumenwiese fliegt
- laufe langsam und gemütlich im Raum umher
- bewege deine Arme dabei wie Flügel
- und summe wie eine Biene
- beende die Übung, indem du wieder auf deiner Matte ankommst und in einer Position deiner Wahl nachspürst

## Wirkungen

- vertieft die Atmung
- steigert die Atemkapazität
- verstärkt die Sauerstoffzufuhr
- massiert den Körper von innen
- wirkt beruhigend
- steigert Konzentration und Aufmerksamkeit

**Tipp:** Diese Übung habe ich regelmäßig in meinen Schwangerschaften geübt. Als die Kinder geboren wurden, war ihnen dieser Klang vertraut. Waren die Kinder mal unruhig, habe ich sie auf meine Brust gelegt, während ich die Bienenatmung praktizierte. Schnell haben sich die Kinder dabei beruhigt und sind meist selig eingeschlafen.

# Der Meeresatem / Ujaii

Diese Atemübung kann als Atemmeditation im Sitzen praktiziert werden, aber auch im Stehen oder während passender Yogahaltungen.

### Anleitung
- komme in eine Position deiner Wahl
- atme ein
- öffne zunächst deinen Mund und stelle dir vor, du wolltest einen Spiegel anhauchen, während du ausatmest
- spüre in deine Kehle hinein, wie fühlt sich das an?
- wiederhole diese Übung einige Male
- atme nun wieder ein
- ausatmend wiederhole die Technik von oben, halte allerdings diesmal den Mund dabei geschlossen, hörst und spürst du das Rauschen in deiner Kehle?
- wiederhole die Übung einige Male
- spüre dann nach, wie hat sich dein Atem verändert, wie fühlst du dich jetzt?

### Wirkungen
- vertieft die Atmung
- steigert die Atemkapazität
- verstärkt die Sauerstoffzufuhr
- wirkt beruhigend
- steigert Konzentration und Aufmerksamkeit

# Vokale tönen

### Anleitung
- komme in eine Position deiner Wahl
- atme ein, und wenn du ausatmest, töne einen Vokal, z.B.
  AAAAAAAAAAA, EEEEEEEEEEEE, IIIIIIIIIIII, OOOOOOOOOOO, UUUUUUUUU
- spüre jedes Mal, in welchem Bereich des Körpers der jeweilige Vokal am meisten schwingt, kannst du Unterschiede wahrnehmen?
- beende die Übung und spüre nach, schwingt es immer noch im Körper, wie fühlt sich der Atem an?

### Wirkungen
- aktiviert die Energiezentren des Körpers
- massiert den Körper von innen
- vertieft den Atem
- baut Stress ab, entspannt das Nervensystem
- wirkt beruhigend
- steigert die Konzentrationsfähigkeit

# Der Wind und Sturm

Diese Atemübung kann als Atemmeditation im Sitzen praktiziert werden, aber auch im Stehen oder während passender Yogahaltungen (z.B. Baum, siehe Seite 58).

## Anleitung

- komme in eine Position deiner Wahl
- atme ein
- ausatmend schließe den Mund leicht, sodass ein Rauschen, fast ein Pfeifen (Pfffff oder Ffffffffffft) ertönt, diese „Töne" können hoch und tief, laut und leise sein
- welche Geräusche kannst du produzieren?
- wiederhole das einige Male
- spüre dann nach, wie hat sich dein Atem verändert, wie fühlst du dich jetzt?

## Wirkungen

- vertieft die Atmung
- steigert die Atemkapazität
- verstärkt die Sauerstoffzufuhr
- wirkt beruhigend
- steigert Konzentration und Aufmerksamkeit

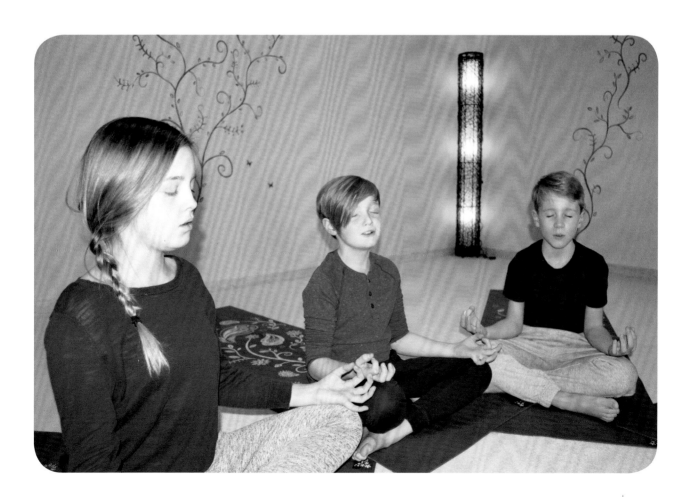

## Der Gorilla

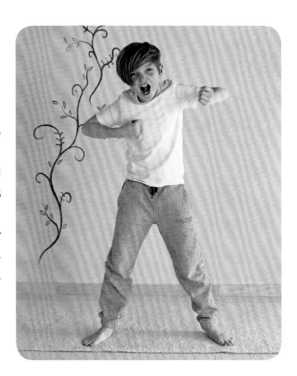

### Anleitung

- stelle dich bequem auf deine Matte und stelle dir vor, du wärest ein großer und kräftiger Gorilla
- atme nun tief ein und ausatmend brülle so laut du kannst wie ein Gorilla, mache dabei ein gefährliches Gesicht
- beuge den Oberkörper etwas nach vorne und klopfe dir dabei (sanft) auf deinen Brustkorb (es kann hier variiert werden, ob mit den Fingerspitzen, mit den Handflächen oder mit den Fäusten geklopft wird)
- wiederhole die Übung dreimal
- komm wieder in die Ausgangsposition
- spüre nach, wie fühlst du dich jetzt?

### Eltern-Kind-Variation

- beide Personen stellen sich voreinander und praktizieren die Übung gemeinsam - das macht Spaß!

### Wirkungen

- wirkt stressabbauend
- erhöht die Lungenkapazität
- regt den Stoffwechsel an
- steigert das Selbstbewusstsein

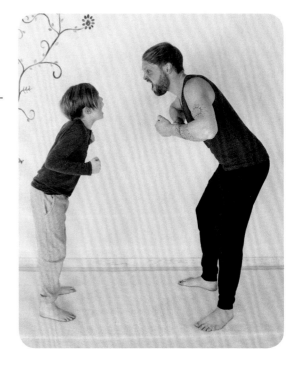

**Tipp:** Besonders einige kleine Kinder mögen es nicht, wenn es laut wird. Hierbei biete ich immer auch noch eine „stille" Runde an, das heißt, die Übung wird genauso gemacht wie oben beschrieben, allerdings lautlos.

### Anleitung

- komme in den Fersensitz
- stelle dir nun vor, du bist ein starker Löwe
- atme tief ein und ausatmend richtest du dich auf in den Kniestand, streckst deine Finger als Krallen aus und machst ein lautes Löwenge-brüll, dabei streckst du deine Zunge weit raus und machst ein gefährliches Gesicht
- wiederhole die Übung dreimal
- komm wieder in den Fersensitz
- spüre nach, wie fühlst du dich jetzt?

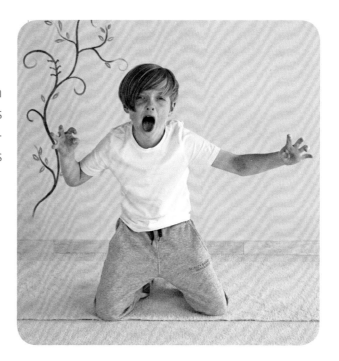

### Eltern-Kind-Variation

- die beiden Personen knien sich gegenüber und brüllen sich an - das macht Spaß!

### Wirkungen

- wirkt stressabbauend
- erhöht die Lungenkapazität
- regt den Stoffwechsel an
- steigert das Selbstbewusstsein

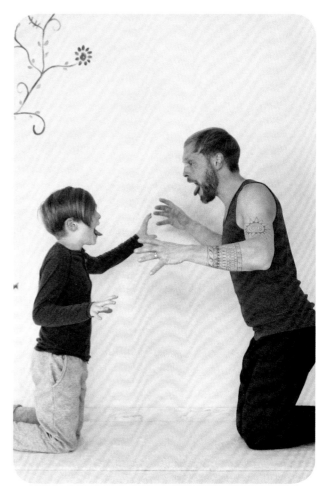

**Tipp:** Besonders einige kleine Kinder mögen es nicht, wenn es laut wird. Hierbei biete ich immer auch noch eine „stille" Runde an, das heißt, die Übung wird genauso gemacht wie oben beschrieben, allerdings lautlos.

# Die Holzfälleratmung

## Anleitung

- stelle dich auf deine Matte in eine leichte Grätsche
- stelle dir vor, du wolltest Holz hacken
- atme tief ein, hebe dabei deine Arme an, mit zusammengefalteten Händen, als hieltest du eine Axt
- ausatmend senke die Arme und den Oberkörper in einem Schwung nach unten hin ab, als wolltest du ein großes Stück Holz mit der Axt zerhacken, töne dabei ein lautes „HA"
- einatmend richte dich wieder auf, hebe die Arme an und wiederhole die Übung einige Male
- beende die Übung, indem du im Stehen nachspürst, wie fühltst du dich jetzt?

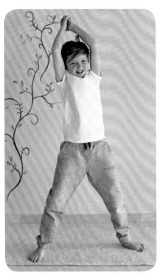 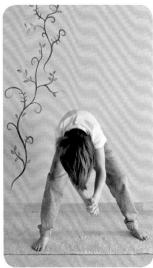

## Wirkungen

- hilft Stress abzubauen
- regt das Herz-Kreislaufsystem an
- hält die Wirbelsäule flexibel
- dehnt die Rückseite des Körpers

# Die Springblume „Jippy Jo Ja"

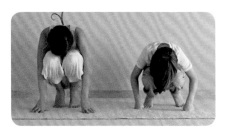

## Anleitung

- setze dich in die Hocke, dein Kopf ist gesenkt - stell dir vor, du wärst die Blumenzwiebel einer Zauberblume
- zähle bis drei und springe dann nach oben
- wähle im Stand eine Blumenposition, gerne eine Fantasieblume
- wenn du magst, kannst du beim Springen „Jippy Jo Ja" rufen
- wiederhole das dreimal und spüre im Stehen nach

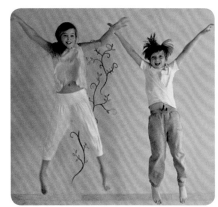

## Wirkungen

- regt das Herz-Kreislaufsystem an
- macht Spaß und gute Laune

# Die Flugzeugübung

### Anleitung

- strecke deine Arme wie die Tragflächen eines Flugzeuges auseinander und „fliege" im Raum umher
- dabei kannst du Geräusche machen wie eine Propellermaschine oder wie ein Düsenantrieb
- oh je, ein Luftloch! Gehe kurz in die Hocke und fliege danach weiter
- achte darauf, dass du mit keinem anderen „Flugzeug" zusammenstößt

### Wirkungen

- hilft Stress abzubauen
- regt den Kreislauf an
- vertieft den Atem

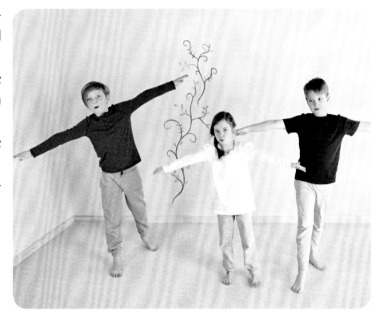

# Die Lokomotivübung

### Ablauf

- ein Kind darf als erster der Lokomotivführer sein
- alle anderen Kinder schließen sich hinten an
- die Arme werden gebeugt für die „Pleuelstangen"
- die Hände werden an die Ellbogengelenke des Vorderkindes gelegt
- die Arme werden entgegengesetzt bewegt und es geht los
- dabei werden Lokomotivgeräusche gemacht „tschtschtsch tztztztztztztztz"
- manchmal fährt die Lokomotive langsam, weil es einen Berg hinauf geht
- manchmal fährt sie schneller, weil es den Berg herunter geht
- die Rolle des Lokomotivführers kann zwischendurch gewechselt werden

### Wirkungen

- fördert die Koordinationsfähigkeit
- stärkt das Sozialgefühl
- hilft Stress abzubauen
- regt den Kreislauf an
- vertieft den Atem

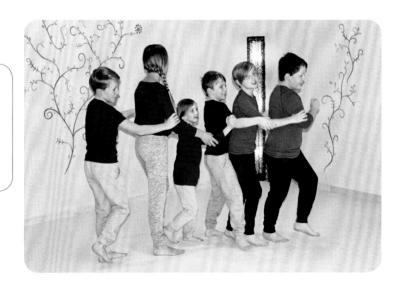

# ATEM- UND BEWEGUNGSFLOWS MIT KLANG

Es gibt im Kinderyoga eine Vielzahl von Bewegungsflows. In Kombination mit Klang wird die Bewegung zum Klangrhythmus praktiziert.

Öffnende, weitende und aufrichtende Übungen und Dehnungen werden vom Klang der Herzschale unterstützt. Hierbei wird das Einatmen angesprochen.

Erdende und loslassende Übungen unterstützen die Entspannung. Hier wird der tiefe Klang der Becken-schale genutzt und das Ausatmen angeregt.

Herz- und Beckenschale langsam im Wechsel angeschlägelt, laden dazu ein zu entschleunigen und den Atem zu beruhigen.

**Kindern im Kindergartenalter fällt die Koordination von Atem und Bewegung noch sehr schwer. Hierbei sollte der Schwerpunkt bei der Bewegung in Kombination mit Klang liegen.**

# Die Blumenatmung

## Kleine Blüte

### Anleitung
- setze dich in eine bequeme Position, kreuzbeinig oder in den Fersensitz
- lege deine Hände vor der Brust zusammen und stelle dir vor, deine Hände wären eine kleine geschlos-sene Blüte
- öffne nun die Blüte, indem du deine Finger nach hinten abspreizt, Daumen und die kleinen Finger berühren sich weiterhin
- verbinde die Übung mit deinem Atem: ausatmend schließt sich die Blüte, einatmend öffnet sich die Blüte
- wiederhole das einige Male
- beende die Übung, indem du die Arme absenkst und für einen Moment nachspürst

### Eltern-Kind-Variation
- ein Elternteil setzt sich hinter das Kind und ver-schließt mit den Händen die Hände des Kindes
- gemeinsam werden die Hände bewegt, um die Blüte zu öffnen und zu schließen

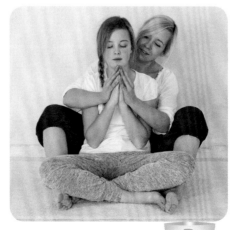
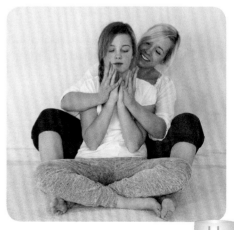

B

H

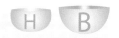

## Unterstützung mit Klang

Die Herz- und Beckenschale werden sanft im Wechsel angeschlägelt. Die Herzschale signalisiert das Öffnen der Blüte (und das Einatmen). Die Beckenschale signalisiert das Schließen der Blüte (und das Ausatmen).

## Variation mit Tüchern

- verstecke ein Chiffon-Tuch in deinen Händen, sodass es nicht mehr zu sehen ist
- beim Üben in der Gruppe halten alle Kinder nun ihre geschlossenen Hände in die Mitte des Kreises
- bei einem vereinbarten Signal öffnen alle Kinder langsam ihre Hände, dabei wachsen viele wunderschöne Chiffon-Tücher-Blüten aus den Händen
- wiederhole die Übung sooft du möchtest

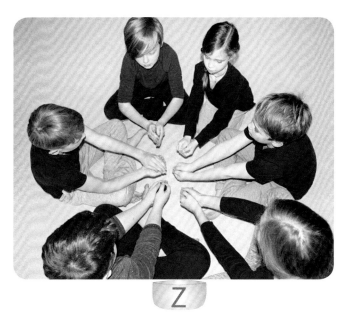 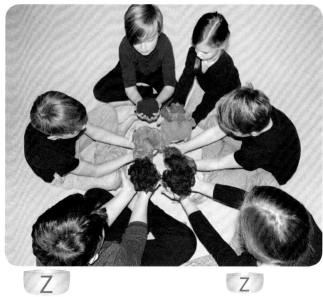

## Unterstützung mit Klang

- hier können die Zen-Schalen - aufsteigend im Klang - angeschlägelt werden, um das Öffnen der Blüte zu signalisieren

## Eltern-Kind-Variation

- ein Elternteil setzt sich hinter das Kind und verschließt mit den Händen die Hände des Kindes (wie links), in denen sich nun aber das Chiffon-Tuch befindet
- gemeinsam werden die Hände geöffnet, damit die Chiffon-Blüte wachsen kann

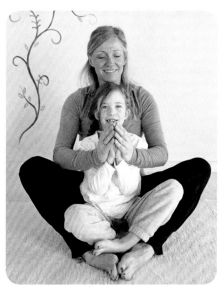 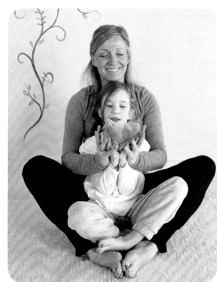

# Große Blüte

## Anleitung

- setze dich in eine bequeme Position, kreuzbeinig oder in den Fersensitz
- senke deinen Kopf sanft ab
- lege deine Hände vor der Brust zusammen und stelle dir vor, du wärest eine Blüte
- atme ein und stelle dir vor, das sich die Blüte langsam öffnet (wenn am Morgen die Sonne aufgeht)
- öffne dabei deine Arme angewinkelt zur Seite
- hebe deinen Kopf an und lächele (der Sonne entgegen)
- atme aus und schließe die Blüte wieder
- wiederhole die Übung einige Male
- beende die Übung, indem du die Arme absenkst und nachspürst

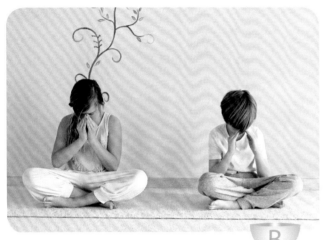
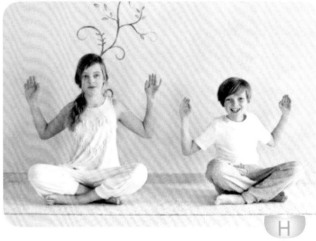

## Eltern-Kind-Variation

- ein Elternteil setzt sich hinter das Kind und legt seine Hände über die des Kindes
- nun kann gemeinsam geübt werden

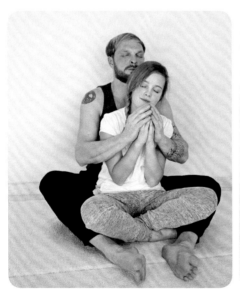
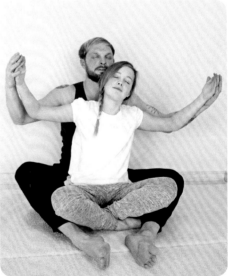

## Wirkungen

- vertieft die Atmung, („große Blüte" öffnet den Brustkorb)
- steigert die Atemkapazität und verstärkt die Sauerstoffzufuhr
- wirkt beruhigend
- steigert Konzentration und Aufmerksamkeit

# Die Energieatmung

## Anleitung

- setze sich in eine bequeme Position auf die Matte, kreuzbeinig oder in den Fersensitz
- die Arme hängen locker neben dem Körper
- spüre deinen Atem
- wenn das Einatmen beginnt, hebe beide Arme über die Seite in einem großen Bogen nach oben
- wenn das Ausatmen beginnt, senke beide Arme über die Seite wieder ab
- wiederhole die Übung einige Male
- beende die Übung mit der Ausgangsposition und spüre nach

## Unterstützung mit Klang

Herz- und Beckenschale können in einem ruhigen Rhythmus angeschlägelt werden.
Ertönt die Herzschale, werden die Arme angehoben, ertönt die Beckenschale, werden die Arme abgesenkt.

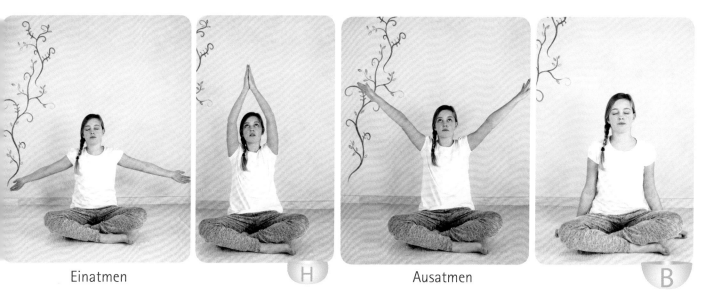

Einatmen    H    Ausatmen    B

## Affirmationen

Es können auch eigene Affirmationen mit den Kindern entwickelt werden.

- *Ich atme ein, ich atme aus.*
- *Energie atme ich ein, alles Schwere lasse ich los.*
- *Gesundheit atme ich ein, Stress atme ich aus.*
- *Konzentration atme ich ein, Müdigkeit atme ich aus.*

## Wirkungen

- vertieft die Atmung, öffnet den Brustkorb und dehnt die Flanken
- steigert die Atemkapazität und verstärkt die Sauerstoffzufuhr
- wirkt beruhigend
- steigert Konzentration und Aufmerksamkeit

# Der Lotusblütenflow

## Anleitung

- setze dich in eine bequeme Position
1. atme aus und lege die Hände zum Namaste vor der Brust zusammen
2. atme ein und öffne deine Finger zur Blüte
3. atme aus und lege deine Daumen(gelenke) an die Stirn
4. atme ein und strecke die Arme nach oben
5. atme aus und bringe die Hände vor dein Herz
6. atme ein und öffne deine Arme weit zur Seite
- der Flow kann beliebig oft wiederholt werden
- komm in die Ausgangsposition und spüre nach

## Unterstützung mit Klang

Herz- und Beckenschale werden in einem ruhigen Tempo abwechselnd angeschlägelt.

Die Herzschale signalisiert das Einatmen, die Beckenschale das Ausatmen.

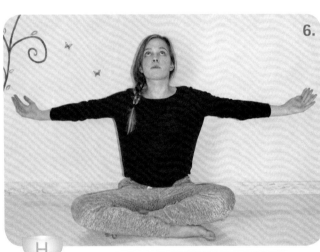

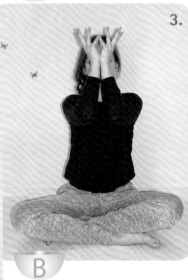

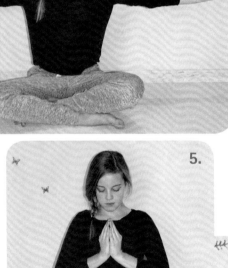

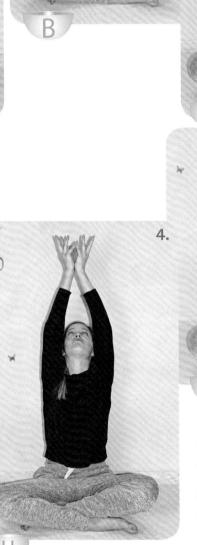

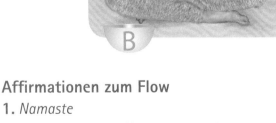

## Affirmationen zum Flow

1. *Namaste*
2. *wie eine Blume öffnet sich mein Herz*
3. *dabei entspanne ich meine Gedanken*
4. *ich strecke mich zur Sonne*
5. *und bringe die Sonnenenergie in mein Herz*
6. *ich sende Licht und Liebe in die Welt*

## Eltern-Kind-Variation

Während des Flows sitzen sich Kind und Elternteil gegenüber und praktizieren gemeinsam.

# Die Muschelatmung

## Anleitung

- lege dich bequem auf deine Yogamatte
- stelle deine Füße auf, die Beine sind geschlossen
- strecke deine Arme nun gerade nach oben zur Decke, die Handflächen berühren sich
- stelle dir nun vor, du wärest eine Muschel, die geschlossen ist
- stelle dir nun vor, dass die Muschel sich langsam öffnet, dabei senke die Arme zur Matte hin ab und öffne gleichzeitig auch deine Knie zu beiden Seiten - nur so weit, wie es bequem möglich ist
- schließe deine Beine wieder und strecke die Arme nach oben, lege die Handflächen zusammen
- verbinde die Übung mit deinem Atem, einatmend öffne Arme und Beine, ausatmend schließe beide wieder
- wiederhole die Übung einige Male
- beende die Übung, indem du die Arme neben deinem Körper ablegst und die Beine entweder auf der Matte ausstreckst oder die Knie locker zusammenfallen lässt

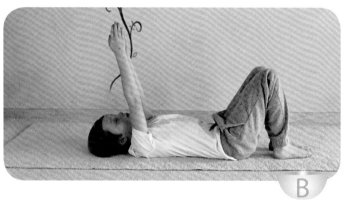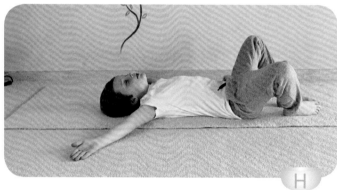

## Unterstützung mit Klang

Herz- und Beckenschale werden langsam im Wechsel angeschlägelt. Der helle Ton der Herzschale unterstützt das Einatmen und das Öffnen, bzw. Absenken der Arme und Beine. Der tiefe Ton der Beckenschale unterstützt das Ausatmen und das Anheben, bzw. Schließen der Arme und Beine.

Variation 1
Das Anschlagtempo kann verringert werden, sodass die Übung in „Zeitlupe" fließt (hierbei soll auch der Atem frei fließen).

Variation 2
Die Kinder lauschen den Klängen, solange der Klang einer Schale schwingt, oder wenn eine der beiden Klangschalen mehrere Male hintereinander angeschlägelt wird, soll die jeweilige Position etwas gehalten werden (auch hierbei fließt der Atem bequem).

## Wirkungen

- vertieft die Atmung
- dehnt die Innenseite der Beine
- fördert die Flexibilität der Hüften
- öffnet den Brustkorb
- fördert die Flexibilität in den Schultergelenken

# Der Nackenflow

## Vorbereitung

- setze dich in eine bequeme Position
- lockere zunächst deine Schultern, indem du sie nach oben Richtung Ohren hebst und langsam wieder absenkst
- wiederhole das einige Male

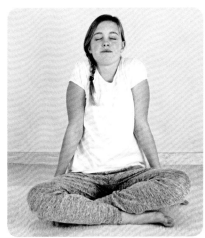 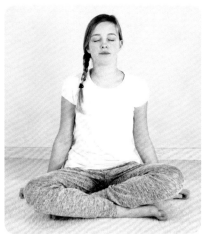

## Anleitung

1. beginne nun mit der eigentlichen Übung, der Kopf ist mittig
2. senke den Kopf nun langsam nach vorne unten ab
3. hebe den Kopf dann an, der Blick geht leicht zur Decke
4. senke den Kopf wieder nach unten ab

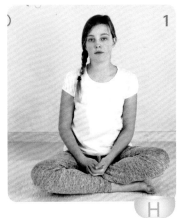 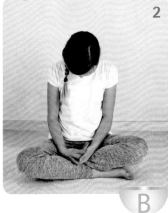 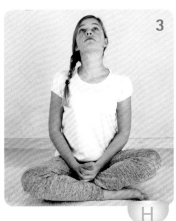 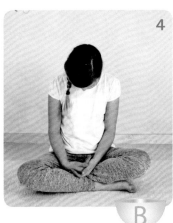

5. komme mit dem Kopf zur Mitte
6. drehe den Kopf über die rechte Schulter nach hinten
7/8. drehe ihn über die Mitte nach links

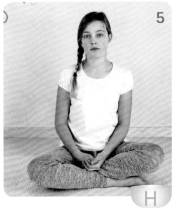 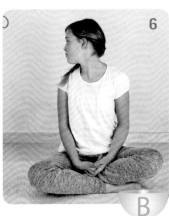 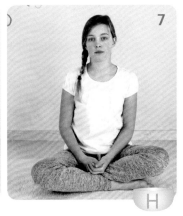 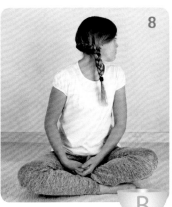

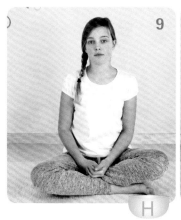 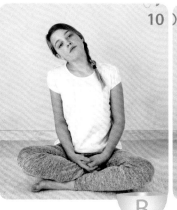 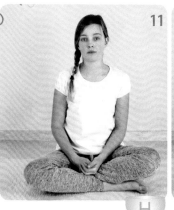 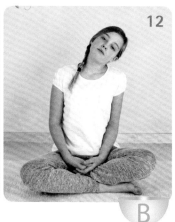

**9./10.**   bringe den Kopf zur Mitte und neige das rechte Ohr Richtung rechte Schulter ab

**11./12.**  bringe den Kopf zur Mitte und neige ihn dann auch nach links

- komme zur Mitte
- wiederhole den Flow einmal und übe dann jeweils die linke Seite zuerst

## Übung zum Nachspüren

- reibe deine Handflächen aneinander und lege die Hände an Hals und Nacken
- mache sanfte kreisende Bewegungen und genieße die Wärme der Hände
- beende die Übung, indem du die Hände ablegst und nachspürst

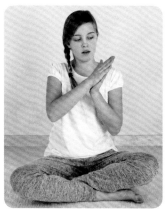 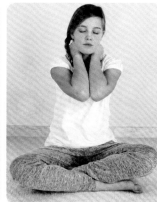

## Variation für Fortgeschrittene

Ältere Kinder können die Übung im Rhythmus des Atems machen:

**2./3.**     ausatmen Kopf absenken, einatmen anheben

**4./5.**     ausatmen absenken, einatmen Mitte

**6./7.**     ausatmen rechts drehen, einatmen Mitte

**8./9.**     ausatmen links drehen, einatmen Mitte

**10./11.**   ausatmen rechts neigen, einatmen Mitte

**12./11.**   ausatmen links neigen, ausatmen Mitte

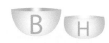

## Unterstützung mit Klang

Herz- und Beckenschale können im Übungsrhythmus oder im Atemrhythmus angeschlägelt werden. Die Herzschale signalisiert das Einatmen, die Beckenschale das Ausatmen.

## Wirkungen

- lockert den Schulter- und Nackenbereich
- fördert Konzentrations- und Koordinationsfähigkeit
- wirkt beruhigend

# Der Wasserblumenwave

## Anleitung

- setze dich in eine bequeme Position, entweder in den kreuzbeinigen Sitz oder in den Fersensitz
- beobachte deinen Atem, wie der Atem kommt und geht, ohne ihn zu beeinflussen, lasse ihn einfach fließen
- spüre die Atembewegung in deinem Körper, wo überall bewegt sich der Körper, wenn du atmest?
- spüre die gleichmäßigen Wellen des Atems in deinem Körper
- stelle dir vor, diese Wellen breiten sich in deinem Körper aus und lassen ihn sanft schwingen
- vielleicht werden die Wellen größer
- vielleicht hilft dir das Bild einer Unterwasserpflanze, die sich sanft und weich im Wasser hin und her bewegt
- vielleicht sind deine Arme die Äste und Zweige der Unterwasserpflanze und auch sie bewegen sich sanft hin und her und auf und ab
- dann stelle dir vor, die Wellen werden wieder sanfter, lasse nun auch deine Bewegungen sanfter werden
- beende die Übung, indem du die Ausgangsposition einnimmst und nachspürst

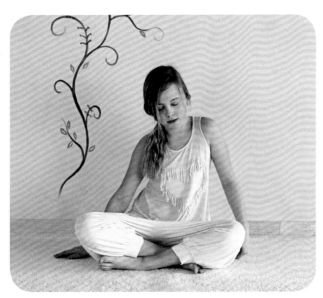 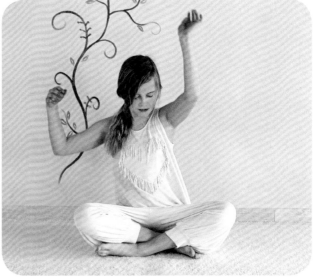

## Unterstützung mit Klang

- hierbei werden eine oder mehrere Klangschalen sanft in einem ruhigen Rhythmus angeschlägelt

## Wirkungen

- fördert die Atemwahrnehmung und das Körperbewusstsein
- unterstützt die tiefe Bauchatmung und die Beweglichkeit des Körpers

# Yoga: Entspannung

## Entspannung und Stress

Der natürliche Biorhythmus eines Menschen pendelt in einer ausgewogenen Balance zwischen Bewegung und Ruhe. Stressreaktionen hat der Mensch schon vor Jahrtausenden als lebenserhaltende Maßnahme erlebt. Im Flucht- und Kampfmechanismus werden bestimmte Vorgänge im Körper in Gang gesetzt, um in einer gefährlichen Situation optimal reagieren zu können. Hatte man vor Tausenden von Jahren im Kontakt mit einem Raubtier nur die Möglichkeit zu kämpfen oder zu fliehen, brauchte der Körper viel Energie. Bestimmte Körperfunktionen werden durch die Ausschüttung von Adrenalin und die Stimulation des Sympathikus gesteigert, Herzschlag und Blutdruck werden beschleunigt, die Muskeln spannen sich an, der Atem wird schneller (aber flacher). Funktionen des Körpers, die für diese Maßnahmen (flüchten oder kämpfen) nicht nötig sind, werden runtergefahren, wie zum Beispiel die Verdauung (die sonst stets sehr viel Energie benötigt).

Heutzutage sind die Körperreaktionen in stressigen Momenten ähnlich und gerade in der heutigen leistungorientierten Zeit erfahren wir häufig bestimmte Stressreaktionen.
Kommt man dem Ausgleich nach Ruhe nicht nach, kommt es zu Gesundheitsbelastungen. Kopfschmerzen, Migräne, Verspannungen, Bauchschmerzen und Unwohlsein, Müdigkeit, Schlafstörungen und Ängste sind nur einige dieser Reaktionen, die schon jeder von uns erlebt hat. Dies sind deutliche Warnsignale! Entkommt man dieser Stressspirale nicht rechtzeitig, kann es zu chronisch- organischen Problemen führen oder auf psychischer Ebene zu Burn-out.

Darum ist es wichtig, sich Entspannungsmomente zu schaffen. Dabei wird der Parasympathikus des Vegetativen Nervensystems aktiviert und die Körperfunktionen werden reguliert. Der Atem wird ruhiger, somit gelangt wieder mehr Sauerstoff und Energie (Prana) in den Körper. Herzschlag und Blutdruck regulieren sich, die Muskeln entspannen und die Verdauung kann ihre Tätigkeit wieder aufnehmen.
Schon früh erkannten Ärzte und Psychologen die enorm stressreduzierenden Wirkungen von Entspannung.

## Entspannungshaltungen

Wenn eine Entspannungsübung nicht eine bestimmte Position im Liegen oder im Sitzen erfordert, sollte man es den Kindern freistellen, in welcher Haltung sie entspannen.
Manche Kinder sitzen lieber und lauschen einer Traumreise, andere liegen gerne auf dem Bauch oder auf der Seite, bewegungsaktive Kinder bevorzugen es vielleicht sogar zu stehen. Erlaubt man den Kindern, eine eigene Entspannungshaltung zu wählen, so finden sie automatisch die Position, in der sie am besten loslassen können und zur Ruhe kommen. Das garantiert einen harmonischen Ablauf der Entspannungsübung oder der Klangreise.

## Rücknahme nach der Entspannung

Am Ende einer jeden Entspannung oder Entspannungsgeschichte muss ein Kind in gleichbleibender, korrekter Weise
zurückgeholt werden. Das Kind erhält die Aufforderung, zuerst
mehrmals tief ein- und auszuatmen, dann die Hände und Füße,
Arme und Beine zu bewegen. Wenn es sich in der Rückenlage
befindet, nun die Knie zur Brust zu ziehen und sanft hin und
her zu schaukeln. Da der physiologische Kreislauf insgesamt
durch eine gelungene Entspannung herabgesetzt wurde, soll
sich ein Kind nicht sofort aufsetzen oder sogar aufstehen, sondern damit eine Weile warten.

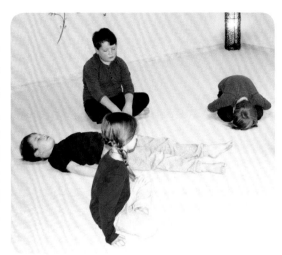

# ENTSPANNENDE ATEM- UND KLANGÜBUNGEN

## Die Kuscheltieratmung

### Anleitung

- nimm dir dein Lieblingskuscheltier und lege dich auf deine Matte (auf dein Bett oder auf ein Sofa) in die Rückenlage, bei Bedarf lege den Kopf auf ein kleines Kissen
- lege dein Kuscheltier nun auf deinen Bauch, auf Höhe des Bauchnabels
- atme nun ein paarmal langsam tief ein und aus, sodass dein Kuscheltier dabei geschaukelt wird
- lasse den Atem nun zur Ruhe kommen und frei fließen, hier kannst du beobachten, dass dein Ku-scheltier auch immer ruhiger geschaukelt wird
- wenn du magst, schließe deine Augen und spüre dein Kuscheltier auf dem Bauch, vielleicht ist es ganz klein und leicht und du spürst es fast gar nicht, vielleicht ist es groß und du kannst es deutlich spüren
- stelle dir nun vor, du wärest selbst dein Kuscheltier und würdest so schön geschaukelt werden, be-obachte dabei deinen Atem, ohne ihn zu kontrollieren, und spüre, wie du mehr und mehr entspannst
- beende die Übung, indem du deinen Atem vertiefst, Hände und Füße, dann Arme und Beine bewegst und dann wieder deine Augen öffnest

**Tipp: Diese Übung ist auch gut als Einschlafhilfe geeignet.**

### Wirkungen
- unterstützt die tiefe Bauchatmung
- stärkt Wahrnehmung und Achtsamkeit
- entspannt Körper und Geist

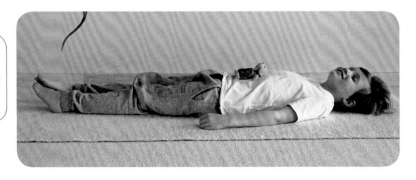

# Die Sonnenatmung

## Anleitung für eine Gruppe

- legt euch zu einer Sonne auf den Rücken mit dem Kopf zur Mitte des Kreises, achtete darauf, dass der Abstand zum Nachbarn nicht zu groß ist
- lege nun beide Hände vorsichtig und sanft jeweils rechts und links auf den Bauch deiner beiden Nachbarn, auch ihre Hände wirst du nun auf deinem Bauch spüren
- atme nun ganz entspannt ein und aus, spüre, wie sich dabei der Bauch hebt und senkt und die Hände deiner Nachbarn auf deinem Bauch geschaukelt werden
- spüre nun in deine rechte Hand, wie atmet dein Nachbar?
- spüre nun auch zur linken Hand, wie atmet der Nachbar?
- versuche beide Atembewegungen gleichzeitig wahrzunehmen, atmen beide gleich, oder atmet der eine schneller als der andere?

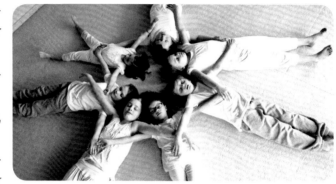

- spüre wieder deinen Atem, hat er sich verändert?
- bleibe eine Weile so liegen und beobachte, ohne zu bewerten
- vielleicht passt sich die Atemgeschwindigkeit mehr und mehr an, da alle immer ruhiger atmen
- beende die Übung, indem du deine Hände wieder auf deinen Bauch legst und nur noch deinen eigenen Atem wahrnimmst, spüre nach

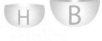

## Unterstützung mit Klang

Die Kinder legen sich in einen Kreis mit den Füßen zur Klangschale. Die Arme werden wie Sonnenstrahlen nach oben neben den Kopf gelegt. Wenn möglich, berühren sich die Hände der Kinder.

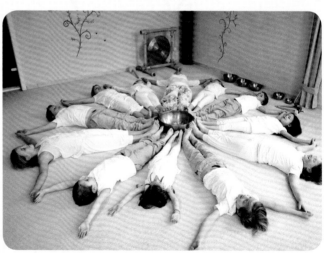

Ertönt die Beckenschale, bringt man die Arme in einem großen Bogen neben den Körper.
Ertönt die Herzschale, werden die Arme wieder nach oben und hinten gestreckt.

Als Variation können die Kinder einfach ganz entspannt liegen bleiben und die Schwingungen der Beckenschale an den Füßen genießen.

## Wirkungen

- fördert Sozialkompetenzen und stärkt das Gefühl der Gruppenzugehörigkeit
- stärkt die Atemwahrnehmung
- Konzentrationsfähigkeit und Aufmerksamkeit werden gestärkt

# Der Zauberstein

Hierfür werden den Kindern kleine Halbedelsteine mitgebracht, von denen sich jedes Kind seinen eigenen Stein aussuchen darf - ideal auch für eine letzte Kursstunde.

## Anleitung: Achtsamkeitsmeditation

- setze dich in eine bequeme Position auf deine Matte, dein Sitzkissen oder deine Decke, sodass du dich wohlfühlst
- nimm deinen Stein in die Hand und fühle den Stein, mit der Hand, mit deinen Fingern.
- wie fühlt sich der Stein an, wie ist die Temperatur des Steines, ist er kalt?
- wie ist die Oberfläche des Steines, glatt oder etwas kantig oder rau?
- schaue dir deinen Stein genau an, wie sieht er aus, welche Farben hat er?
- warum hat dich gerade dieser Stein angesprochen, was gefällt dir besonders gut an ihm?
- fühle nun wieder deinen Stein, ist er immer noch kalt oder fühlt er sich jetzt schon etwas wärmer an?
- wenn genügend Zeit ist, können die Kinder ihre Erfahrungen in der Gruppe mitteilen

## Anleitung: „Zauberenergie" aufladen

Der Stein, den du dir ausgesucht hast, ist ein ganz besonderer Stein, denn du kannst ihn mit Zauber und Ruheenergie aufladen. Immer wenn du im Alltag etwas Ruhe brauchst, zum Beispiel in der Schule oder abends vorm Schlafengehen, kannst du am Stein die Ruheenergie tanken, die du zuvor aufgeladen hast, so wie wir das nun tun werden:

- lege dich bequem auf eine Yogamatte (auf ein Bett oder ein Sofa)
- lege den Stein auf deinen (bekleideten) Bauch, ungefähr auf Höhe des Bauchnabels
- atme nun ganz entspannt ein und aus, ohne den Atem zu kontrollieren
- beobachte den Atem, wie er kommt und geht
- spüre wie sich einatmend die Bauchdecke hebt und ausatmend senkt
- vielleicht wird der Atem immer ruhiger, das ist ein gutes Zeichen, denn wenn du ganz ruhig und entspannt bist, kann sich auch der Stein mit dieser Ruheenergie aufladen
- mache die Übung, solange du möchtest
- beende die Übung, indem du bewusst wieder tief ein- und ausatmest, deinen Körper langsam bewegst und die Augen öffnest
- setze dich in Ruhe hin und nimm deinen Stein in die Hand, spürst du die Wärme und die Ruheenergie?

Den Stein darfst du nun mit nach Hause nehmen, er kann dich überall hin begleiten. Möchtest du Ruheenergie tanken, brauchst du ihn einfach nur in die Hand nehmen und tief ein- und ausatmen. Du wirst schnell die Ruhe in dir spüren. Das kann dir in der Schule helfen, dich besser zu konzentrieren, oder zu Hause, damit du besser einschlafen kannst.

Denke daran, den Stein regelmäßig wieder aufzuladen.

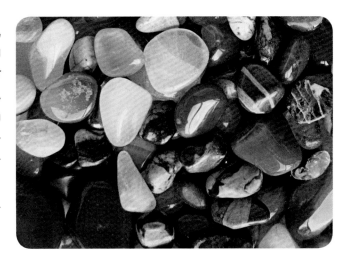

# KLANGSPIELE

## Bewegungsspiel Klangtanz

Je nach Jahreszeit oder Thema der Stunde kann die Übung angepasst werden. So ist es mal ein „Tanz der Schneeflocken" oder mal ein „Blütentanz" (Blätter, Regentropfen, etc.).

### Ablauf
- die Herzschale signalisiert die Bewegung oder den Tanz
- die Beckenschale ist das Stoppzeichen und signalisiert das Innehalten, die Bewegungslosigkeit
- die Herzschale wird einige Male hintereinander sanft angeschlägelt – die Herausforderung ist hier für die Kinder, die Bewegungen sehr leise und weich zu machen, damit sie den Klang der Schale hören können, um zu reagieren.
- sobald die Beckenschale angeschlägelt wird, bleiben die Kinder in einer starren, bewegungslosen Position stehen, bis das Signal der Herzschale sie wieder zur Bewegung auffordert

### Wirkungen
- fördert Aufmerksamkeit und Achtsamkeit
- stärkt das Körperbewusstsein

## Ruhespiel „Steinkönig"

Diese Übung ist eine wunderbare Möglichkeit, von der Unruhe zur Stille zu führen. Auch die bewegungsfreudigen Kinder lieben diese Übung und möchten „Steinkönig" werden. Und wenn sie dann für einige Minuten in die Stille gehen, werden sie sie automatisch ruhiger und ausgeglichener.

### Anleitung
- suche dir einen bequemen Platz auf deiner Matte, im Liegen auf dem Rücken, Bauch oder auf der Seite, im Sitzen oder sogar im Stehen
- ihr werdet gleich alle in einen „Stillen Stein" verzaubert
- die Kinder, die es am längsten schaffen, ein stiller Stein zu sein, werden „Steinkönig"
- Hokus Pokus Fidibus - ihr seid nun alle ein stiller Stein! (hierbei kann eine Klangschale der Wahl angeschlägelt werden)

- sobald das erste Kind zu wackeln beginnt (das dauert meist erstaunlicherweise recht lange), kann man die Klangschale abermals anschlägeln und alle Kinder zum „Steinkönig" benennen, dadurch gibt es keinen Gewinner und Verlierer und alle Kinder freuen sich

### Wirkung
- beruhigt und entspannt das Nervensystem

# Anfangs- und Abschlussrituale für Kinderyoga oder Kindergruppen

## Namaste

Namaste ist eine Grußformel und Grußgeste, die in Indien und anderen asiatischen Ländern verbreitet ist. Sie drückt Ehrerbietung für das Besondere und Einzigartige in einem anderen Menschen aus. Namaste heißt soviel wie „Ich grüße das Einzigartige in dir" oder „Ich grüße das Besondere in dir".

**Ablauf in Gruppen**
- die Kinder sitzen zusammen im Kreis
- die Hände werden vor der Brust zusammengelegt
- bei älteren Kindern kann man eine kurze Meditation integrieren, indem sie innehalten und darüber nachdenken, was an ihnen besonders (oder einzigartig) ist
- dann verbeugen sich alle voreinander dreimal und sagen dabei „Namaste"

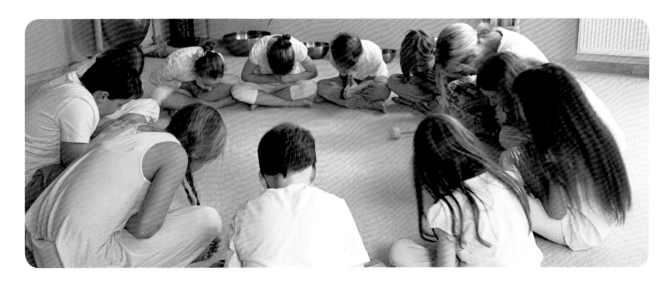

**Eltern-Kind-Variation**
- Elternteil und Kind setzen sich gegenüber
- beide legen die Hände vor der Brust zusammen
- das Elternteil legt seine Hände über die Hände des Kindes
- die Stirn wird zusammengelegt
- die Kinder denken nun für einen Moment daran, was sie besonders an dem Elternteil finden
- das Elternteil denkt daran, was an dem Kind besonders ist
- dann flüstern sich beide gegenseitig ins Ohr, was sie am anderen besonders finden, verbeugen sich, schauen sich in die Augen und sagen „Namaste"

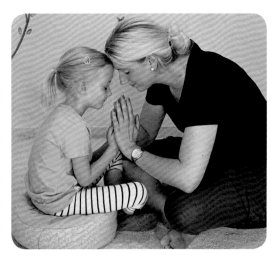

# Begrüßungsrunde mit Klang

### Anleitung

- die Kinder sitzen in einem Kreis zusammen
- nachdem sich alle mit Namaste (oder anders) begrüßt haben, wird eine kleine Klangschale (Herz-schale oder Zen-Schale) herumgegeben
- jedes Kind bekommt die Schale in die Hand und darf sie anschlägeln (während sie klingt, sind die anderen Kinder leise) und sich entweder vorstellen mit Namen, Alter, Wohnort und wie es ihm geht, oder wenn die Kinder sich schon kennen, wie es ihm heute geht
- sobald das Kind fertig gesprochen hat, begrüßen alle das Kind mit der Namaste-Geste und den Worten „Liebe...., lieber .... Namaste"

# Abschlussrunde mit Klang

### Anleitung

- die Kinder versammeln sich wieder im Kreis
- jedes Kind darf die Klangschale halten und anschlägeln und dabei erzählen, was ihm am besten in der Stunde gefallen hat und wie es ihm jetzt geht

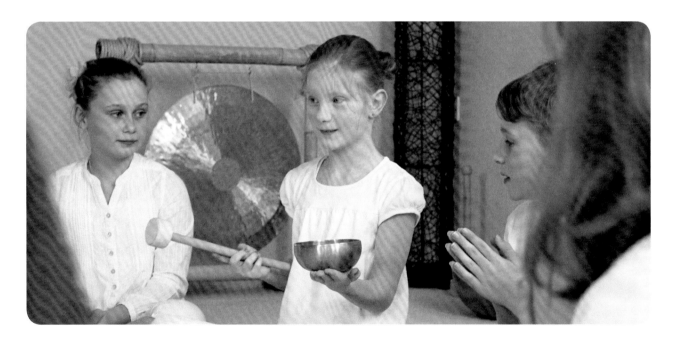

# Chanten

### Anleitung

- die Kinder sitzen im Kreis, in einer bequemen Position der Wahl
- wer mag kann die Augen schließen und für einen Moment den Atem beobachten
- dann wird gemeinsam das „OM" oder ein anderes Mantra (siehe Tipp Mantra CDs) gechantet
- in der Stille wird für einen Moment nachgespürt

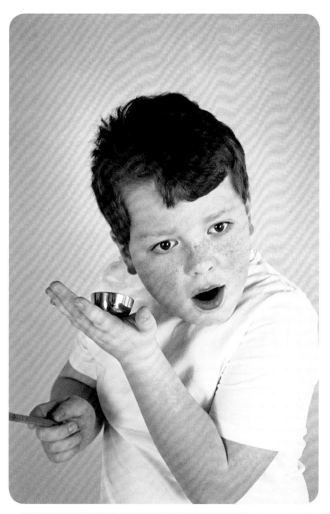

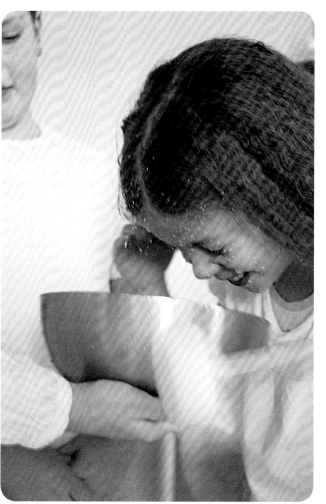

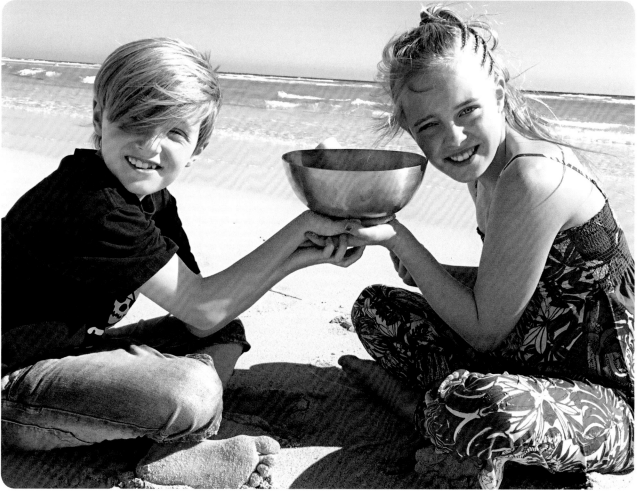

# Stundenbeispiele

## Möglicher Aufbau von Klangyogastunden für verschiedene Zielgruppen

|  | Kindergartenkinder (3-6 Jahre) | Grundschulkinder (6-10 Jahre) | Eltern–Kind–Gruppen (3-6 oder 6-10 Jahre) |
|---|---|---|---|
| **Ankommen und Begrüßungsrunde** (ab Seite 106) | ca. 5 Min. | ca. 5 Min. | ca. 5-10 Min. |
| **Klangspiele zur Sinnesschulung** (ab Seite 19) | ca. 5 Min. | ca. 10 Min. | ca. 10 Min. |
| **Yogaflows – Dynamische Übungssequenzen (mit Klang oder Musik)** (ab Seite 72) | ca. 10 Min. | ca. 10 Min. | ca. 10 Min. |
| **Asanas** (ab Seite 28) | ca. 15 Min. | ca. 20 Min. | ca. 10-20 Min. |
| **Klangbegleitete Fantasiereisen** (ab Seite 116) | ca. 5 Min. | ca. 10 Min. | ca. 5-10 Min. |
| **Klangmassage** (ab Seite 121) |  |  | ca. 5-10 Min. |
| **Abschluss** (Seite 107) | ca. 5 Min. | ca. 5 Min. | ca. 5 Min. |
| **Gesamt** | **ca. 45 Min.** | **ca. 60 Min.** | **ca. 60-75 Min.** |

# Stundenbeispiel zur Einführung von Klang:
# Wir reisen mit Peter nach Nepal und entdecken den Klang

*Materialien: verschiedene Klangschalen und Schlägel, Wasser, Bilder von Nepal*

**Begrüßungsrunde mit Klang** *(Seite 107)*

- *Heute möchte ich mit euch nach Nepal reisen, wir fliegen mit dem Flugzeug.*
  (**Flugzeugübung**, *Seite 91*)

- *In Nepal ist Peter viel umhergereist..... (Lokomotivübung, Seite 91 )....*
  *.... und ist viel gewandert.* (Wanderbewegungen machen, **Dynamische Variante: Berg und Tal,**
  *Seite 61*)
  Fotos von Nepal zeigen

- *Dort hat Peter Hess vor über 30 Jahren die Klangschalen entdeckt.*
  (**Klangschalen und Zubehör mit allen Sinnen entdecken,** *Seite 19*)

- *Die Menschen, die dort wohnen, haben diese Schalen im Haushalt genutzt. Sie haben daraus getrunken.* (**Wasser-Springbrunnen**, *Seite 23* - trinken lassen)

- *Sie haben darin gekocht, sollen wir auch etwas kochen?*
  (**Sitzende Vorwärtsbeuge mit Klang**, *Seite 34* - kochen spielen)

- *Das Besondere an den Schalen sind die Klang-Schwingungen und auch, dass man sie deutlich spüren kann.*
  (**Luftballonübung**, *Seite 26*, **Klangschalen aufstellen und anschlägeln**, *Seite 26* - probieren lassen)

- *Spürt ihr schon die beruhigende und entspannende Wirkung?*

- *Peter war so entspannt, dass er sich erst einmal hingelegt hat. Die Menschen in Nepal zeigten ihm dann, was man noch alles mit den Klangschalen machen kann.*
  (**Klangkonzert**, *Seite 22* - im Liegen)

**Rücknahme** *(Seite 102)*

**Abschlussrunde mit Klang** *(Seite 107)*

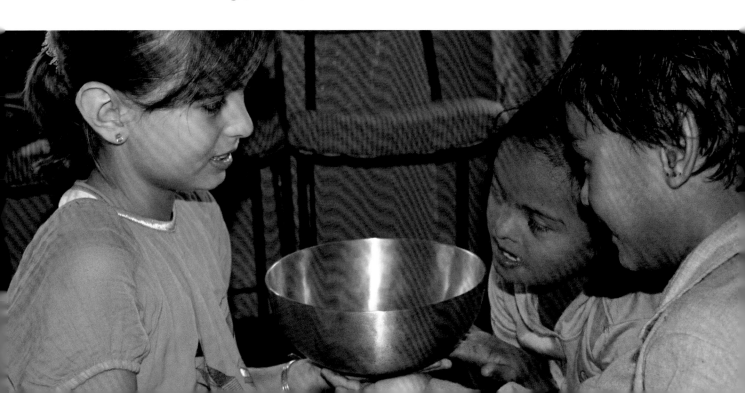

# Stundenbeispiel zur Einführung von Yoga:
# Wir reisen mit Emily nach Indien und lernen Yoga

*Materialien: eine kleine Klangschale und Schlägel, Bilder von Indien, Bilder von Dschungeltieren*

**Namaste** *(Seite 106)* - Bedeutung erklären
**Begrüßungsrunde mit Klang** *(Seite 107)* - evtl. Vorstellung / Wie geht es mir heute?

- *Heute werden wir das Land des Yoga kennenlernen.*

- *Wir fliegen mit dem **Flugzeug** (Seite 91) nach Indien.*

- *Wir landen in Indien und fahren mit dem Zug zum Dschungel.* (**Lokomotivübung**, *Seite 91*)

- *Das Wetter ist super, die Sonne scheint.* (**Sonnengruß**, *Seite 74*)

- *Dort stehen wunderschöne große Bäume.* (**Baum**, *Seite 58* - freie Assoziation des Kindes / Hinführung zum Yogabaum)

- *An den Bäumen hängen Lianen.* (**Dynamische Variation: Halbmond**, *Seite 56* - links, rechts, vor, zurück, kreisend)

- *Dort schwingen Affen von einem Baum zum anderen.* (**Affe**, *Seite 68*)

- *Im Baum leben auch Schlangen.* (**Kobra**, *Seite 41*)

- *Im Dschungel wachsen bunte Blumen.* (**Blumenatmung**, *Seite 92*, oder **Lotusblütenflow**, *Seite 96*; **Springblume**, *Seite 90*)

- *Wunderschöne Schmetterlinge fliegen umher.* (**Schmetterling**, *Seite 32* - Beine als Flügel, Mmmmm Summen dazu)

- (**Dynamische Variation: Die Katze** und **Variation: Der Tiger**, *Seite 64* - gähnen, fauchen, Katzenbuckel und beenden mit **Stellung des Kindes**, *Seite 37*)

## Fantasiereise

*Langsam wird es Zeit zurückzukehren. Wir denken nochmal an alles, was wir erlebt haben.*
*Da war der fauchende Tiger, der sich so geschmeidig bewegen kann. Die wunderschönen Schmetterlinge sind ganz sanft und leise umher geflogen. Solche bunten Schmetterlinge hast du zuvor noch nie gesehen. Auch die vielen bunten Blumen haben dir sicher gefallen, auch hier gab es Sorten, die du vorher noch nicht kanntest. Spannend waren auch die Schlangen, sie waren sehr beweglich und konnten leise über den Boden schlängeln, aber auch auf Bäume kriechen. In den Bäumen leben viele Tiere, dort haben wir die lustigen Affen gesehen, wie sie von Liane zu Liane geschwungen sind und auch so lustig getanzt haben. Die Bäume im Dschungel sind unterschiedlich, es gibt große und kleine, dicke und dünne und ganz wundersame Yogabäume.*
*Das war ein tolles Abenteuer, das wir miteinander erlebt haben. Nun kannst du wieder mit der Lokomotive zurück zum Flughafen fahren und mit dem Flugzeug zurück zu dem Ort, an dem deine Reise begonnen hat. Komme langsam wieder hier im Raum an auf deiner Unterlage. Spüre deinen Atem und atme tief ein und aus. Bewege langsam deine Hände und Füße, dann deine Arme und Beine.*
*Ziehe die Knie zur Brust und schaukele sanft hin und her.*
*Komme nach oben zum Sitzen.*

**Abschlussrunde mit Klang** *(Seite 107)*
**Eventuell Kreativzeit (z.B. im Kindergarten im Rahmen des Freispiels)**

# Stundenbeispiel Klangyoga für Kinder von 3-6 Jahren:
# Die Reise der kleinen Raupe

*Materialien: verschiedene Klangschalen und Schlägel, Zauberlotusblüte (Seite 142), Wasser, Tücher*

- **Begrüßungsrunde mit Klang** *(Seite 107)*

  *Ich möchte euch heute die Geschichte von der kleinen Raupe erzählen.*
  (Eventuell Bilder von Raupen zeigen.)

  *Diese kleine Raupe, um die es heute geht, wurde eines schönen Morgens von der Sonne geweckt.*
- **Sonnenaufgang** *(Seite 71)* - mit Zen-Schalen aufsteigend begleiten

  *Die Strahlen der Sonne schienen überall hin, in jede Richtung!*
- **Sonnenstrahlenübung** *(Seite 71)*

  *Die kleine Raupe machte sich auf den Weg, denn sie wollte heute etwas erleben!*
- Raupenbewegung machen **(Raupe,** *Seite 42)*

  *Sie kam auf einer grünen Wiese an, auf der saftiges grünes Gras wuchs. Sie knabberte an dem Gras.*
- **schmatzen**

  *Sie beobachtete, wie sich die Grashalme ganz geschmeidig im Wind hin und her bewegten.*
- **Grashalm Übung** *(Seite  69)*

  *Plötzlich beobachtete die Raupe, wie eine große Maschine angefahren kam und die Grashalme kürzte. Die Raupe versteckte sich und beobachtete die Situation.*
- **Grashalm-Rasenmäher Übung** *(Seite 69)* (mit Zen-Schalen, die verschiedenen „Grashalmlängen" signalisieren)

  *Die kleine Raupe sah eine lustige Biene umherfliegen.*
- **Bienenatmung** *(Seite 85)*

  *Sie war neugierig, wo die Biene wohl schönes hinfliegen mochte und kroch ihr hinterher.*
- **Raupenbewegungen machen** *(Seite 42)*

  *Und tatsächlich erreichte sie schon bald eine wunderschöne Blumenwiese! Dort gab es die unterschiedlichsten Blumen.*
- **Blumenatmung** *(Seite 92)* (mit Klang)

- **Lotusblütenflow** *(Seite 96)* (mit Klang)

- **Jippie Jo Ja Springblume** *(Seite 90)*

  *Wie wunderschön bunt es hier war! Der kleinen Raupe gefiel es gut hier!*
  *An einem kleinen See beobachtete sie, wie dort wunderschöne Seerosen / Lotusblumen ihre Blütenblätter tanzen ließen .... die Blüten tanzten auf den kleinen Wellen.*
- Geschlossene **Zauberlotusblüte** *(Seite 141)* in eine mit Wasser gefüllte Klangschale legen, jedes Kind (in Vorwärtsbeuge mit Füßen zur Schale sitzend) darf die Schale anschlägeln, damit kleine Wellen entstehen, .... nach und nach öffnen sich die Papierblüten.

- **Lotusblüten-Übung in der Gruppe** *(Seite 80)*

*Die kleine Raupe war ganz fasziniert von den tollen Blumen....*
*Die vielen Erlebnisse hatten die kleine Raupe müde gemacht.*
*Sie legte sich in eine riesengroße Blume zum Ausruhen.*
*Die Blume schaukelte die Raupe hin.... und her, .... so wie auch dein Atem ein- ...* (HS) *und ausströmt.*
(BS)
*Irgendwie war diesmal alles anders als sonst.*
*Die kleine Raupe wurde immer müder und müder,.... sie fühlte sich umhüllt, wie in eine weiche behagliche*
*warme Decke.... (mit Klangschale zu den Kindern gehen und sie „einhüllen")*
*Die kleine Raupe fing an zu träumen...... und da geschah etwas Wunderbares....*
*Auf zauberhafte Weise verwandelte sie sich in dieser Nacht zu einem wunderschönen Schmetterling.*

**Rücknahme** *(Seite 102)*
**Schmetterlingsübung** *(Seite 32)*
(mit Tüchern wie ein Schmetterling umherfliegen, eventuell zum Lied von Mai Cocopelli „Schmetterling")
**Abschlussrunde** *(Seite 107)*

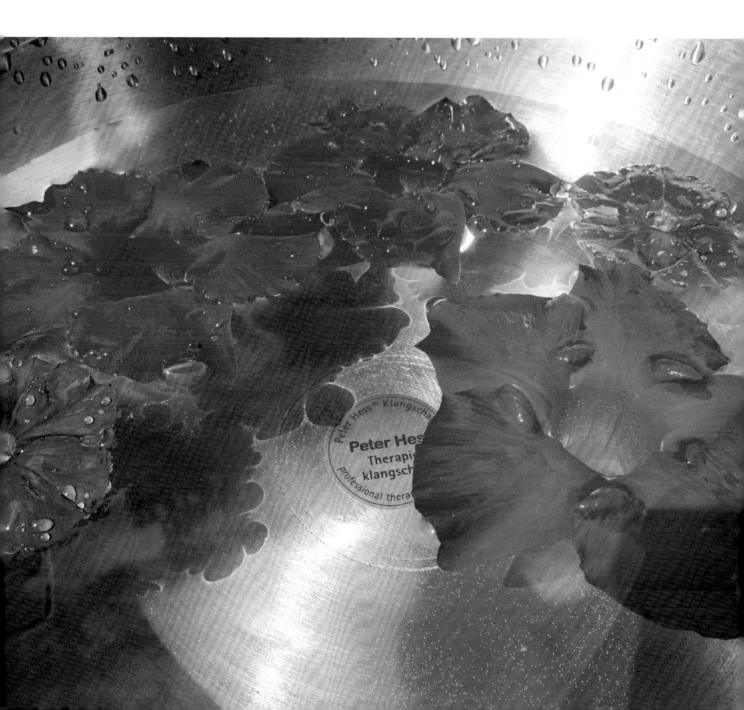

# Stundenbeispiel Klangyoga für Kinder von 7–11 Jahren: Im Zauberwald

*Materialien: verschiedene Klangschalen und Schlägel, Wasser, Halbedelsteine (vgl. Zauberstein, Seite 104)*

- **Begrüßungsrunde mit Klang (Seite 107)** *(Seite 107)*

  *Heute ist ein ganz besonderer Tag! Heute dürfen im Zauberwald alle Lehrlinge ihre Zauberprüfung machen! Das wird ein großes Fest und wir sind eingeladen und dürfen mitmachen! Zunächst aber werden wir den Tag und die Sonne begrüßen.*

- **Sonnengruß** *(Seite 71)* (Zur Musik von Mai Cocopelli)

  *Als nächstes steht schon die erste Prüfung an, denn es soll der Zauberwald geschaffen werden!*

- **Bäume** *(Seite 58)* **in verschiedenen Variationen** (mit Klang begleiten)

  *Nun dürfen wir in den Wald hinein gehen, durch das Zauberportal.*

- **Yogaübung Hund** *(Seite 47)* (die Übung stellt das Portal dar, alle krabbeln hindurch)

  *Am Waldrand begrüßen uns lustige Blumen.*

- **Jippie Jo Ja Springblume** *(Seite 90)*

  *Überall sieht man wunderschöne, beeindruckende Magier-Türme stehen.*

- **Schulterstand bzw. Kerze** *(Seite 48)*

  *Nun sind wir mitten im Zauberwald angekommen.*

  *Der Zaubermeister wartet schon auf uns.... magisch steht er hinter seinem Zaubertisch.*

- **Tisch- und Klapptischübung** *(Seite 43)*

  *Damit wir alle auch unsere Zauberkraft entfalten können, werden wir nun gemeinsam einen Zaubertrunk mixen.*

- **Vorwärtsbeuge** *(Seite 34)* um eine mit Wasser gefüllte Beckenschale herum. Jedes Kind darf (nacheinander) die Beckenschale anschlägeln und eine gute Eigenschaft in den **Zaubertrunk** (vgl. **Zaubersuppe kochen**, Seite 140) füllen (Mut, Kraft, Freude, Glück, Gesundheit, Frieden, Liebe, Energie). Das Zauberwasser wird in eine kleine Schale gefüllt, herumgereicht und jedes Kind darf davon trinken. *Spürst du schon die Energie in dir? Spürst du, wie alle die positiven Eigenschaften sich in dir voll entfalten?*

- *Nun wollen wir sehen, ob die Zauberkraft wirkt. Jedes Kind darf nun alle anderen verzaubern.* (Jedes Kind überlegt sich einen eigenen Zauberspruch, nimmt die Schale in die Hand, schlägelt sie an und verzaubert alle in Yogatiere oder -pflanzen, z.B. Hasen, Schildkröten, Schmetterlinge, Heuschrecken, Schlangen, Delfine, Hunde, Krokodile, Palmen, Monde, Bäume, Berge, Frösche, Katzen, Tiger, Störche, Affen, Kamele, etc.)

- *Wunderbar, ..... alle Kinder haben die Prüfung bestanden und dürfen sich nun Zaubermeister nennen! Zur Belohnung darf sich jeder einen Zauberstein aussuchen. Diesen Zauberstein kann man dafür nutzen, sich mit Ruhe oder positiven Eigenschaften aufzuladen. Dafür legt man den Zauberstein auf den Bauch oder nimmt ihn in die Hand, atmet entspannt ein und aus. Einatmend (HS) denkt man an die gute Eigenschaft, ausatmend (BS) verteilt sich diese Energie im ganzen Körper und sammelt sich auch im Stein. Wenn du magst, kannst du es jetzt mal ausprobieren.*

- **Zaubersteinübung** *(Seite 104)*

**Rücknahme** *(Seite 102)*

**Abschlussrunde** *(Seite 107)*

# Stundenbeispiel Eltern-Kind-Klangyoga: Namaste

- **Begrüßung** *(Seite 107)* (Klangschale wird dreimal angeschlägelt, Kinder lauschen dem verklingenden Klang)

- **Namaste** *(Eltern-Kind-Variation, Seite 106)* (Hände vor der Brust zusammenlegen, dreimal verbeugen und dabei „Namaste" sagen, Bedeutung von Namaste erklären, z.B. „Ich begrüße das Besondere in dir")

- alle schließen die Augen und denken darüber nach, was am Anderen so besonders ist, dann flüstern sie es sich gegenseitig ins Ohr

- **Vorstellungsrunde** *(Seite 107)* (jedes Kind schlägelt die Schale an, sagt den Namen, das Alter, wo es herkommt und wie es ihm geht, alle Kinder begrüßen dann das Kind mit: „Liebe/Lieber..... Namaste!")

- Kind setzt sich vor Mutter/Vater, Hände auf den Bauch, gemeinsames Atmen

- Klangschale auf Füße in **Schmetterlingspose** *(Seite 32)*, anschlägeln

- **Sonnengruß** *(Seite 74)* (z.B. zur Musik von Mai Cocopelli)

- **Partnerbaum** *(Seite 60)*

- **Eltern-Kind-Varation Hund** *(Seite 48)*

- **Eltern-Kind-Variation Vogel** *(Seite 44)*

- **Kobra** *(Seite 41)* (beide liegen sich gegenüber und sehen sich an) **– Kuschelstellung des Kindes** *(Seite 37)*

- **Eltern-Kind-Variation Kerze** *(Seite 49)*

- **Eltern-Kind-Klangvariation sitzende Vorwärtsbeuge** *(Seite 35)*

- **Eltern-Kind-Variation Meerjungfrau** *(Seite 54)*

- **Klangmassage** *(Seite 121-136)*

- **Entspannungsgeschichte mit Klang** (vgl. Klangbegleitete Fantasiereisen ab Seite 116 oder z.B. die Geschichte „Weißt du eigentlich, wie lieb ich dich hab?" von Sam McBratney und Anita Jeram)

**Rücknahme** *(Seite 102)*
**Abschlussrunde** *(Seite 107)*

**Tipp:** Bei Familienyogastunden mit Kindergartenkindern kann man die Inhalte etwas kürzen. Ich würde entweder die Entspannungsgeschichte lesen oder die Klangmassage durchführen. Ältere Kinder schaffen auch beides.

Weitere Klangyoga-Stundenbeispiele zum Download unter:

www.klangyogakinder.de

# Klangbegleitete Fantasiereisen

Klangbegleitete Fantasiereisen sind bei Kindern außerordentlich beliebt. Die Fantasiegeschichten lassen innere Bilder und Impulse bei den Kindern entstehen, die die Kreativität anregen und Regeneration ermöglichen. Kinder erreichen meist viel schneller als Erwachsene den Zustand tiefer, aber dennoch bewusster Entspannung. Meist er- und durchleben sie die fantasievollen Geschichten ganz im Augenblick. Fantasiereisen können durch das umfangreiche Klangspektrum von Klangschalen ideal verstärkt werden. Die harmonischen Klänge führen sanft in eine wohltuende Entspannung. Ein gleichmäßiger und ruhiger Anschlag – z.B. von Becken- und Herzschale im Wechsel – lädt dazu ein, ruhiger zu atmen und schnell zu entspannen. Dabei können die verschiedenen Klangschalen auch mehrere Male hintereinander angeklungen werden. Die Beckenschale (BS) oder große Sangha-Klangschale sollte immer die klangliche Basis bilden, da sie mit ihrem tiefen Klang Gefühle von Geborgenheit, Wohlbefinden, Ruhe und Entspannung weckt. Diese Klänge stärken „Urvertrauen" und „Erdung".

Die Klänge begünstigen zudem den Prozess der Imagination, also das Aufsteigen innerer Bilder vor dem geistigen Auge. Dabei werden auch Gefühle, Gedanken oder Sinneseindrücke wachgerufen. Hierzu werden vor allem die hellen Klänge der Herzschale (HS), der kleinen Sangha-Klangschalen oder auch der Zen-Schalen (ZS/ZS-Set) genutzt. Sie können z.B. Bilder von zwitschernden Vögeln in Baumwipfeln, den Flügelschlag eines Schmetterlings, das Glitzern des Wassers im See oder Wasserfall, das Aufgehen einer Blume oder der Sonne, Feenstaub, etc. begleiten. Wichtig ist, dass die Klänge dabei dem Sprachrhythmus angepasst sind.

Damit sich die Fantasie der Kinder voll entfalten kann, sollten ausreichend Pausen eingebaut sein, während derer die Klangschalen aber weiter erklingen können.

## Die Reise des kleinen Luftballons
**(Lenny Buch, geschrieben mit 9 Jahren)**

*Herzlich Willkommen zu deiner Fantasiereise.* **(BS)**

*Stelle dir vor, du gehst durch einen Wald spazieren und siehst dir alles in Ruhe an.* **(HS und BS im Wechsel)**

*Nachdem du eine Weile gegangen bist, machst du eine Pause.* **(BS)** *Du setzt dich auf einen Stein, schließt die Augen und atmest tief ein und aus.* **(HS und BS langsam im Wechsel)**

*Nach einer Weile fühlst du dich immer leichter, so leicht wie ein Luftballon.* **(ZS)**

*Stelle dir vor, dass du wie ein Luftballon langsam aufsteigst, immer höher und höher.* **(ZS)**

*Du fliegst über einen rauschenden Bach, das glitzernde Wasser sprenkelt herum.* **(ZS)**

*Du fliegst weiter und entdeckst eine wunderschöne Blumenwiese. Dort landest du kurz und pflückst einen Blumenstrauß.* **(HS und BS im Wechsel)**

*Dann fliegst du weiter, immer weiter. Nach einer Weile kommst du zu den Sanddünen. Dort landest du und gehst herum.* **(HS und BS im Wechsel)** *Der Sand ist warm und weich unter deinen Füßen.* **(BS)**

*Du legst dich in den Sand und hörst das Rauschen des Meeres.* **(HS und BS im Wechsel)**

*Doch bald ist es Zeit zurückzufliegen, also machst du dich auf den Weg.*

*Du kommst entspannt und ausgeruht wieder dort an, wo deine Reise begonnen hat.* **(ZS–Set)**

# Auf den Flügeln der Fantasie
**(Maya Luna Buch, geschrieben mit 11 Jahren)**

*Herzlich willkommen zu deiner Fantasiereise.* **(BS)**

*Stelle dir vor, du gehst durch einen Wald. Du spürst das weiche Moos unter deinen Füßen* **(BS)** *und die Sonne blinzelt durch die Blätter und Äste der Bäume.* **(HS)** *Du hörst plätscherndes Wasser* **(ZS)** *und folgst einem kleinen Bach, den du entdeckt hast. Plötzlich stehst du vor einem wunderschönen Wasserfall. Du stellst dich unter ihn, das Wasser ist warm, weich und streichelt deinen Rücken.* **(BS)** *Du merkst, wie immer mehr und mehr Sorgen mit dem Wasser davon gespült werden.* **(BS)** *Das Wasser glitzert wie Feenstaub* **(ZS)** *und zieht dich mehr und mehr in seinen Bann.* **(HS)**

*Du legst dich zum Trocknen auf eine wunderschöne Blumenwiese an einer Lichtung.* **(BS)** *Hier können dich die warmen Strahlen der Sonne schnell trocknen. Du riechst den Duft der Blumen, hörst das Summen der Bienen und siehst lustige Wolkenmuster am Himmel ziehen.* **(BS und HS im Wechsel)**

*Wenig später siehst du einen Vogel, der am Himmel seine Kreise zieht.* **(HS)** *Plötzlich kommt er auf dich zu. Er ist mit vielen Farben bedeckt und funkelt in der Sonne.* **(ZS)** *Du findest ihn wunderschön und vertraust ihm.* **(BS)** *Er flüstert dir ins Ohr, dass du doch mit ihm kommen könntest. Du überlegst nicht lange, steigst auf seinen Rücken und er fliegt mit dir los.* **(HS)**

*Du sitzt sicher in seinem weichen Gefieder und schaust dir die Welt von oben an.* **(BS)** *Ihr fliegt über den Wald, über die Wiese, seht den Wasserfall und den Bach, aber auch so vieles Andere! Auch das Haus, in dem du wohnst, kannst du entdecken!* **(HS)**

*Du bist überrascht, dass die Welt von hier oben noch viel schöner aussieht als von unten. Ihr fliegt immer weiter und weiter,... bis du irgendwann einen wunderschönen Regenbogen entdeckst.* **(ZS)** *Ihr steuert direkt darauf zu und je näher ihr kommt, desto mehr verändert sich die Landschaft um euch herum. Es kommt dir vor, als würdest du ein Wolkenschloss sehen.* **(HS)** *Da erkennst du, dass auf dem Regenbogen tatsächlich viele Wolkengebäude von einer Stadt sind.* **(BS)** *„Das ist die Stadt deiner Träume!", erklärt dir der Vogel.* **(BS)** *„Hier ist alles möglich, was auch immer du dir erträumst.* **(BS)** *Überlege dir in Ruhe, was du dir wünschst, wie du deinen Traum gestalten möchtest, damit er Wirklichkeit wird."* **(BS)** *Du bist beeindruckt von dieser zauberhaften Magie und Schönheit. Der Vogel führt dich durch die Stadt. Du begegnest vielen verschiedenen Wesen, Elfen, Feen und vielen anderen.* **(BS und HS im Wechsel)**

*Du bist begeistert, aber irgendwann auch müde von den vielen Eindrücken und Erlebnissen des heutigen Tages.* **(BS)**

*Du bittest den Vogel, dich nach Hause zu bringen. Du setzt dich auf den Rücken des Vogels und schon geht es wieder los.* **(HS)** *Du genießt die letzten Minuten mit ihm und weißt, dass du jederzeit wieder zurückkommen kannst in das Land deiner Träume.* **(BS)**

*Als ihr zurück seid, dankst du dem Vogel.*

*Zum Abschied schenkt er dir noch eine Feder von sich, die dich immer an die Momente erinnern wird und dich jederzeit zurück in das Land der Träume zaubern kann.* **(BS)**

# Der kleine Schmetterling

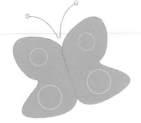

*Herzlich Willkommen zu deiner Fantasiereise.* **(BS)**

*Heute möchte ich dir die Geschichte vom kleinen Schmetterling erzählen.* **(ZS)**

*Es war an einem wunderschönen, sonnigen Tag. Der kleine Schmetterling war gerade erst geboren.* **(ZS)**

*Wusstest du schon, dass Schmetterlinge vorher Raupen sind, sich irgendwann in einen sogenannten Kokon einpuppen und nach langer Zeit als Schmetterling schlüpfen?* **(HS)**

*Dieser Moment war bei unserem kleinen Schmetterling gerade jetzt da.* **(BS)**

*Er war noch etwas unsicher, alles fühlte sich auf einmal anders an an ihm.*

*Der Kleine Schmetterling atmete ein paarmal tief ein und aus.* **(HS und BS langsam im Wechsel )**

*Da fühlte er sich schon etwas wohler. Er bemerkte etwas an seinem Rücken, das müssen wohl die Flügel gewesen sein,* **(ZS-Set)** *denn wenn er sie bewegte, fühlte er sich plötzlich leichter und fing an abzuheben.* **(ZS-Set)**

*Zunächst war dieses Gefühl ganz ungewohnt, er war aber ganz ruhig und atmete wieder tief ein und aus.* **(HS und BS langsam im Wechsel)**

*Er fühlte sich immer besser und immer leichter.* **(ZS-Set)**

*Als er dann schließlich ganz sicher war, fing er an zu fliegen! Ganz sanft, ganz weich,.... er musste seine Flügel nur ganz leicht bewegen,.... sein Atem half ihm dabei, ganz ruhig zu sein.* **(HS und BS langsam im Wechsel)**

*Der kleine Schmetterling flog über eine Blumenwiese und war ganz verzaubert...* **(ZS-Set)**

*„Wie schön es von hier oben ist", dachte er. Die Blumen bewegten sich sanft im Wind, ganz leicht, hin und her.* **(HS und BS langsam im Wechsel)** *So wie der Atem des kleinen Schmetterlings ganz sanft ein- und wieder ausströmte.*

*Die Blumen waren so wunderschön bunt! Und wie sie dufteten, das war herrlich. Der kleine Schmetterling flog von Blume zu Blume und schnupperte die schönen Düfte. Er fühlte sich wohl.* **(HS und BS langsam im Wechsel)**

*Eine Blume hatte besonders schöne bunte und große Blätter. Der kleine Schmetterling machte dort eine Pause und legte sich in diese Blume auf das schöne weiche Blütenkissen. Hier war es ganz weich und warm. Die Blume schaukelte im Wind ganz sanft hin und her - hin und her. So wie der Atem des keinen Schmetterlings... ein und aus - ein und aus....* **(HS und BS langsam im Wechsel)**

*Der Schmetterling war ganz müde geworden. Er dachte nochmal daran, was er alles Spannendes an seinem ersten Tag als Schmetterling erlebt hatte und freute sich schon auf den nächsten Tag.*

*Es dauerte nicht lange, da war der kleine Schmetterling eingeschlafen..........* **(Pause)**

*Wusstest du, dass Schmetterlinge sich selber gar nicht sehen können?*

*Ja, stell dir vor, sie wissen gar nicht, wie wunderschön sie sind.* **(ZS)**

*So ist es bei uns Menschen manchmal auch. Obwohl wir uns im Spiegel ansehen können, bemerken wir gar nicht das Schöne an uns, obwohl jeder von uns etwas gaaaaanz Besonderes ist.*

*NAMASTE!*

# Das Zauberlicht

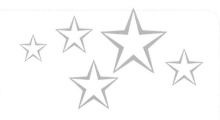

*Herzlich Willkommen zu deiner Fantasiereise.* **(ZS-Set – absteigend)**

*Du liegst ganz bequem auf deiner Unterlage, überprüfe noch einmal, ob du etwas verändern möchtest, um für die nächsten Momente ganz loslassen zu können.* **(BS)**

*Spüre deinen Atem, wie der Atem kommt* **(HS)** *.... und geht* **(BS)**, *einatmend hebt sich die Bauchdecke* **(HS)**, *ausatmend senkt sich die Bauchdecke* **(BS)**.
*Einatmend nimmst du neue Kraft auf* **(HS)**, *ausatmend kannst du alles loslassen und an den Boden abgeben, was du nicht mehr brauchst* **(BS)**.

*Erlaube dir, mehr und mehr loszulassen und zu entspannen ... um dann langsam in das Land der Fantasie zu schweben.* **(HS und BS langsam im Wechsel anschlägeln)**

*Im Land der Fantasie wartet ein schöner Frühlingstag auf dich.* **(ZS)** *Der Himmel ist blau, die Sonnenstrahlen wärmen deine Haut.* **(ZS)** *Ein sanfter Windhauch streichelt deinen Körper.* **(HS)**
*Du kannst ganz loslassen.* **(BS)**

*Vielleicht kannst du den Duft der Blumen riechen, die auf einer wunderschönen Wiese stehen, die du gerade entdeckst.* **(HS)**
*In der Ferne ertönt die Melodie des Windes in den Blättern der Bäume, ein sanftes, beruhigendes Rauschen, kannst du es hören?* **(BS)**

*Der Boden unter den Füßen ist weich, eine Mischung aus warmem Moos und grünem Gras. Kannst du es spüren?* **(HS und BS langsam im Wechsel)**

*In der Ferne schimmert ein See,* **(ZS)** *die Sonne spiegelt sich angenehm funkelnd und wunderschön auf ihm.* **(ZS)** *Der sanfte Wind bewegt die Wasseroberfläche in ruhigen sanften Wellen* **(HS und BS langsam im Wechsel)**, *sodass es noch schöner glitzert, kannst du es sehen?* **(ZS)**
*Das Funkeln im Wasser hat eine magische Wirkung auf dich.* **(HS und BS langsam im Wechsel)**

*Das Funkeln des Sees verändert sich auf zauberhafte Weise.... Wie kleine glitzernde Sterne gleiten große und kleine glitzernde Kugeln aus dem Wasser empor* **(ZS)** *und schweben auf dich zu, kannst du es sehen?* **(HS und BS langsam im Wechsel)**
*Wenn du magst, kannst du die Zauberkugeln noch näher auf dich zukommen und dich einhüllen lassen von ihnen wie in eine schützende, weiche Decke.*
*Alles kann so leicht werden....* **(HS)**

*Eine kleine Lichtkugel beginnt, sich zu verändern und es erscheint wie von Zauberhand eine wunderschöne, kleine, glitzernde und leuchtende Zauberelfe.* **(ZS)**

*Sie sieht so lieblich aus und so vertraut, du fühlst eine intensive Verbindung.* **(BS)**

*Leise fängt sie an zu sprechen mit ihrer weichen, zarten Stimme:* **(HS und BS langsam im Wechsel)**

*Ich bin deine Zauberelfe und habe dir leuchtende Zauberkugeln mitgebracht. Immer, wenn du etwas Bestimmtes brauchst, zum Beispiel Mut oder Vertrauen, Fantasie oder Fröhlichkeit, kann dir dieses Zauberlicht helfen und dir diese Eigenschaft herzaubern.*

*Ich lade dich ein, es mal auszuprobieren, du darfst entscheiden.*

*Wenn du möchtest, kannst du dir vorstellen, das Zauberlicht einzuatmen. Dein Körper leuchtet auf. Und mit ihm leuchtet auch die Eigenschaft in dir auf, die du gerade benötigst.*

*Du kannst in deinen Gedanken wiederholen (zum Beispiel):*

*Einatmen: Ich atme Mut ein* **(HS)**, *Ausatmen: Ich bin mutig* **(BS)**, *oder*

*Einatmen: Ich atme Fantasie ein* **(HS)**, *Ausatmen: Ich bin fantastisch* **(BS)**, *oder*

*Einatmen: Ich atme Fröhlichkeit ein* **(HS)**, *Ausatmen: Ich bin fröhlich* **(BS)**

*Und die Stimme der Fee wird leiser und leiser, .... der Atem fließt ganz ruhig und entspannt.*

*Ein- und aus. Ein- und aus. Ein und aus..........*

**(HS und BS langsam im Wechsel)**

*Die Zauberkugeln aus Licht sind noch da, sie werden immer da sein, wenn du sie brauchst.*

*Die schützende Hülle aus Licht hält dich, sicher und geborgen, ..... sodass alles ganz leicht wird.*

**(HS und BS langsam im Wechsel)**

*Die schützende Hülle trägt dich sanft schwebend aus deiner Fantasiewelt zurück in das Hier und Jetzt, in diesen Raum, auf diesen Platz.*

**(ZS-Set – aufsteigend)**

*Und du weißt, du kannst jederzeit diese Zauberenergie nutzen, wann immer du sie brauchst.*

*Vertiefe nun deinen Atem. Recke und strecke dich.*

*Bringe Bewegung in den Körper.*

**(ZS-Set – aufsteigend)**

## Buch- und CD-Tipp

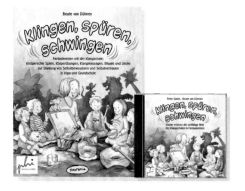

**Klingen, spüren, schwingen (Buch)**
Ökotopia Verlag (2013)

Fantasiereisen mit der Klangschale: kindgerechte Spiele, Körperübungen, Klangmassagen, Rituale und Lieder zur Stärkung von Selbstbewusstsein und Selbstvertrauen in Kiga & Grundschule.

**Klingen, spüren, schwingen (CD)**
Kinder erleben die vielfältige Welt der Klangschalen in Fantasiereisen.
Inkl. Booklet mit Liedtexten.

# Klangmassagen

## KINDER-KLANGMASSAGE

Kinder lieben Klänge, Klangschwingungen und liebevolle Berührungen der Eltern.
Die Kinder-Klangmassagen vereinen dies auf ganz besondere Weise.

Die Klang- und Fußmassage wird mit der Beckenschale (oder großen Sangha-Klangschale) gemacht, die Klang- und Handmassage mit Herz- und Beckenschalen (oder entsprechenden Sangha-Klangschalen). Hierbei ist es gut, wenn sich das Kind aussuchen darf, ob es lieber die „Klang- und Fußmassage in Bauch-lage" oder die Klang- und Handmassage in Rückenlage" mag.

**Tipp: Wird die Klangschale vor der Klangmassage auf eine warme Wärmflasche gestellt, ist die Schale angenehm warm.**

## *Klang- und Fußmassage in Bauchlage*

*Materialien: Beckenschale, Doppelfilzschlägel, Massageöl (Duft nach Wahl), 2 kleine Handtücher, Decke zum Zudecken*

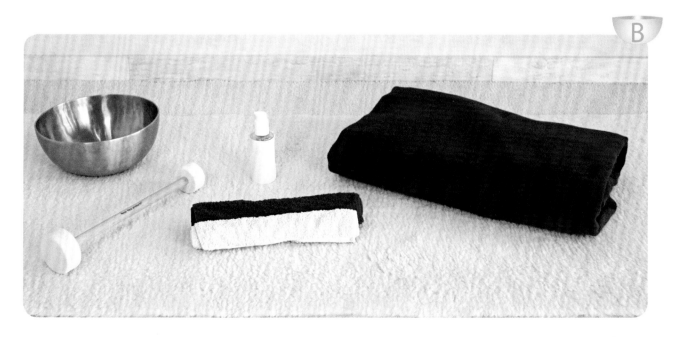

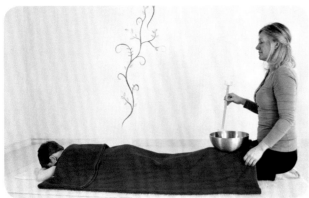

## Ablauf

- das Kind legt sich auf den Bauch, die Hände können unter den Kopf oder neben den Körper gelegt werden; der Kopf liegt entweder mit der Stirn auf den Händen oder dem Tuch oder ist zu einer Seite gedreht; hierbei ist es wichtig, den Kopf zwischendurch auch zur anderen Seite zu drehen
- das Kind wird mit der Decke zugedeckt

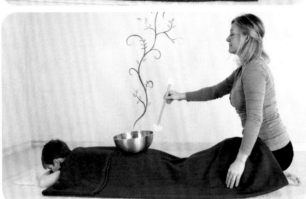

- der Elternteil setzt sich im Fersen- oder kreuzbeinigen Sitz zu den Füßen und legt die zugedeckten Füße auf den Schoß

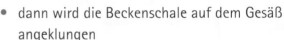

- die Beckenschale wird auf die Fußsohlen gestellt und dreimal in einem langsamen Rhythmus angeschlägelt
- nach dem Ausklingen der Schale wird sie auf das Gesäß des Kindes gestellt und auch hier zunächst dreimal angeschlägelt

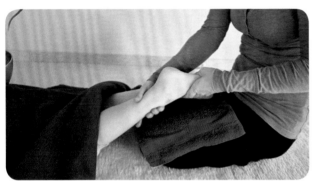

- während die Schale ausklingt, wird der Schlägel zur Seite gelegt und der rechte Fuß wird abgedeckt; das Öl wird nun in den Händen verteilt und damit wird zunächst von den Waden und Schienbeinen aus nach unten zu den Zehen gestrichen. Das kann dreimal in einem ruhigen Tempo wiederholt werden

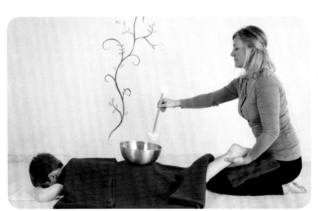

- dann wird die Beckenschale auf dem Gesäß angeklungen

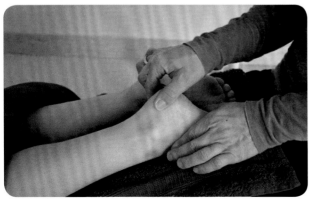

- nun wird die Achillesferse ausgestrichen, auch das kann dreimal wiederholt werden

- nun wird die Beckenschale wieder angeklungen

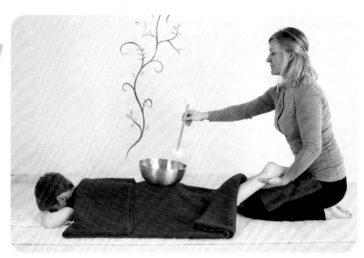

- nun werden die Fußknöchel in sanft
  kreisenden Bewegungen massiert

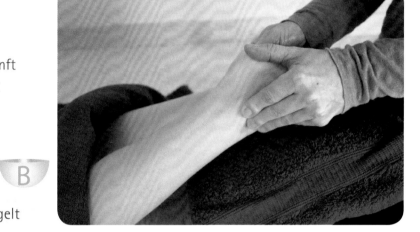

- die Beckenschale wird angeschlägelt

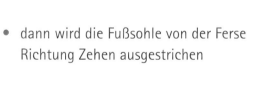

- dann wird die Fußsohle von der Ferse
  Richtung Zehen ausgestrichen

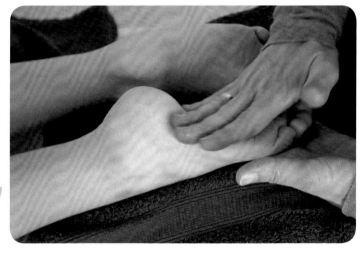

- die Beckenschale wird angeschlägelt

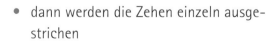

- dann werden die Zehen einzeln ausgestrichen

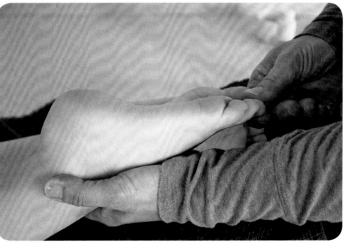

- die Beckenschale wird angeschlägelt

- nun reibt das Elternteil seine Hände aneinander und legt sie um den Fuß

- die Beckenschale wird angeschlägelt

- nun ist der linke Fuß dran

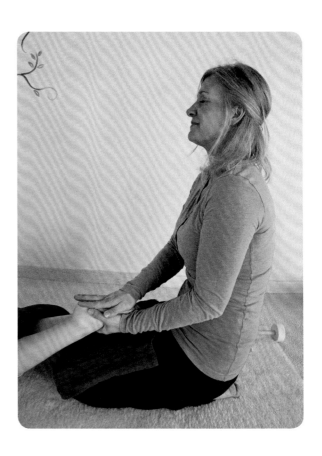

- die Massage wird beendet, indem die Füße in das Handtuch eingewickelt und gut zugedeckt werden

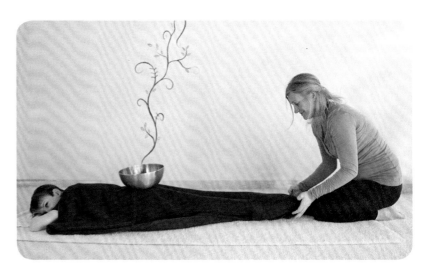

- die Klangschale auf dem Rücken kann ausschwingen und wird dann noch einmal auf die Füße gestellt und dreimal angeklungen

- bei Bedarf kann das Kind etwas nachspüren

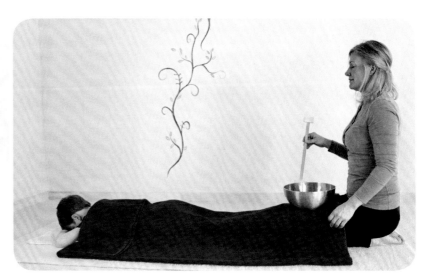

# Klang- und Handmassage in Rückenlage

*Materialien: Beckenschale, Herzschale, Doppelfilzschlägel, Massageöl (Duft nach Wahl), 2 kleine Handtücher, Decke zum Zudecken*

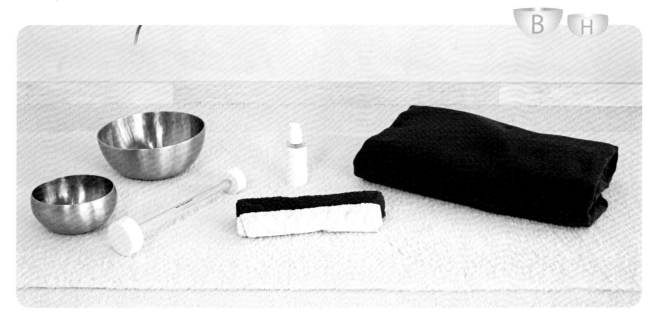

## Ablauf

- das Kind legt sich bequem auf den Rücken, bei Bedarf wird der Kopf auf ein Kissen gelegt
- das Kind wird mit der Decke zugedeckt
- die Herzschale wird nun auf der rechten, zugedeckten Hand positioniert und dreimal sanft und in einem langsamen Rhythmus angeschlägelt

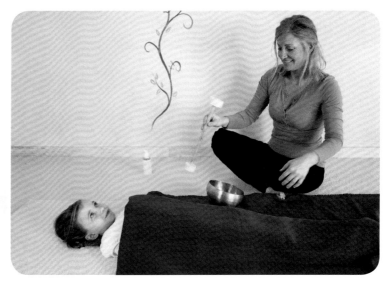

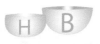

- nun wird die Beckenschale hinzugenommen und auf dem Bauch platziert, beide Schalen werden im Wechsel dreimal sanft und in einem ruhigen Tempo angeschlägelt

- sobald die Herzschale verklungen ist, wird sie zur Seite gestellt und die Beckenschale wird angeschlägelt

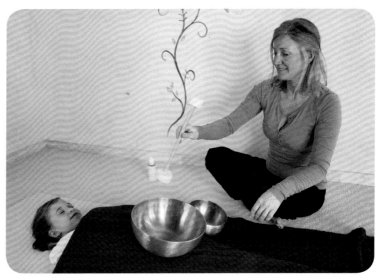

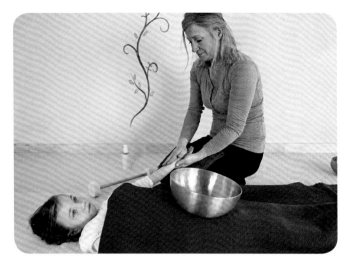

- das Elternteil verteilt das Öl in seinen Händen und nimmt die rechte Hand des Kindes und streicht den Unterarm bis zu den Fingern aus

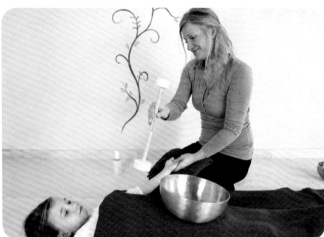

- die Beckenschale wird sanft angeklungen

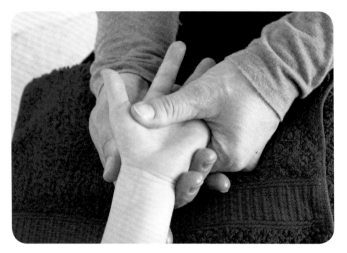

- nun wird die Handinnenfläche in kreisenden Bewegungen massiert

- die Beckenschale wird sanft angeklungen

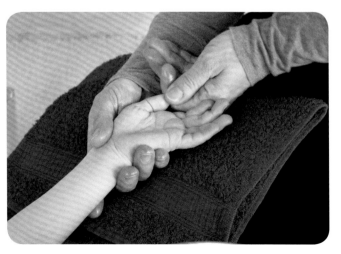

- die Finger werden sanft und vorsichtig ausgestrichen

- die Beckenschale wird sanft angeklungen

- die Hand wird umgedreht und der Handrücken wird in sanft kreisenden Bewegungen massiert

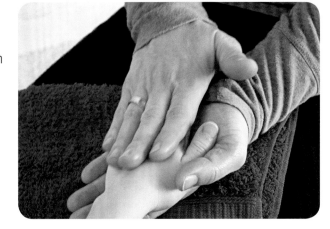

- die Beckenschale wird sanft angeklungen

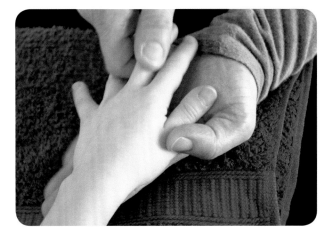

- die Finger werden abermals sanft ausgestrichen

- die Beckenschale wird sanft angeklungen

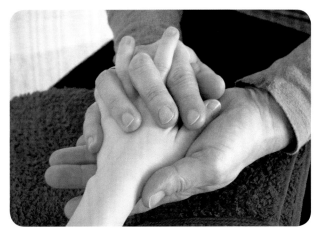

- nun werden beide Hände ineinander gefaltet und für einen Moment die Verbindung gespürt

- die Beckenschale wird sanft angeklungen

- das Elternteil reibt nun die Hände aneinander und legt dann beide Hände für eine Weile um die rechte Hand des Kindes

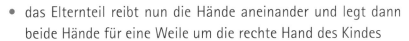

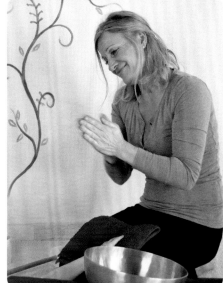

- die Beckenschale wird sanft angeklungen

127

- nun wird die Hand zugedeckt und das Elternteil wechselt die Seite

- die Massage wird beendet, indem die Hände zugedeckt werden

- die Klangschale auf dem Bauch kann ausschwingen und wird dann zur Seite gestellt

- bei Bedarf kann das Kind etwas nachspüren

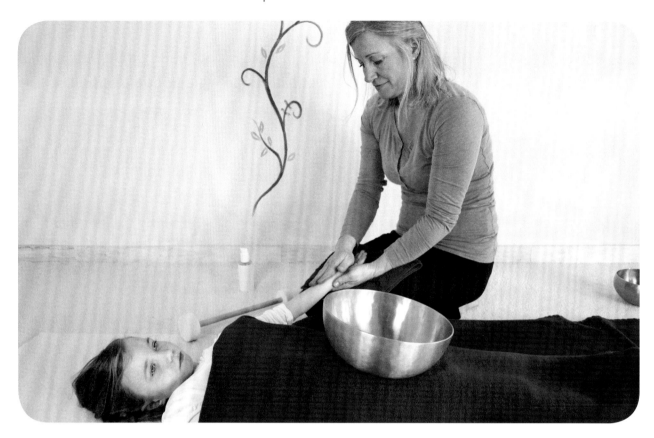

Die Dauer dieser Klangmassage richtet sich zum einen nach den Bedürfnissen des Kindes, zum anderen auch nach dem eigenen Wohlbefinden. Nur solange man sich als „Gebender" wohl fühlt und bequem und rückenschonend sitzen kann, kann auch eine Entspannungsatmosphäre geschaffen und aufrecht erhalten werden.

## Buch- und DVD-Tipps

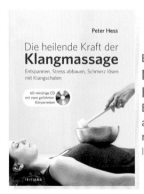

**Buch mit CD**
**Die heilende Kraft der Klangmassage**
Entspannen, Stress abbauen, Schmerz lösen mit Klangschalen
Irisiana Verlag (2012)

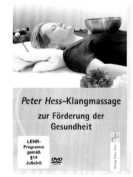

**DVD**
*Peter Hess*-Klangmassage zur Förderung der Gesundheit
Verlag Peter Hess (2013)

Dieses anschauliche Buch von Peter Hess gibt einen Überblick über speziell für die Massage geeignete Klangschalen, bietet eine Anleitung für die Gestaltung individueller Massagen und zeigt Techniken für die Selbstanwendung. Ergänzt wird das Buch mit einer dafür eigens produzierten CD.

Diese Dokumentation berichtet über die Entstehung der Peter Hess®-Klangmassage und Peter Hess demonstriert den Ablauf dieser wertvollen Entspannungsmethode. Darüber hinaus werden Einblicke in ihre vielfältigen Anwendungsmöglichkeiten gegeben.

**Weitere Infos: www.verlag-peter-hess.de**

# KINDER-YOGA-KLANGMASSAGE

In der Kinder-Yoga-Klangmassage geht es um den Einsatz von Klangschalen am oder auf dem Köper, während verschiedene Yogahaltungen praktiziert werden.

Diese Yoga-Klang-Massagen sind geeignet als Eltern-Kind-Übung. Wenn mehrere Klangschalen vorhanden sind, auch für Familiengruppen.
In bestimmten Settings kann diese Methode auch in der Einzelarbeit zum Einsatz kommen (Klangpädagogik, Ergotherapie, etc.).
Kinder ab etwa 10 Jahren können sich auch gegenseitig, unter Anleitung eines Erwachsenen, die Kinder-Yoga-Klangmassage geben.

Hier werden zwei Yoga-Klangmassagen vorgestellt. Nr.1 wirkt ausgleichend, zentrierend und konzentrationssteigernd, kann also gut z.B. vor den Hausaufgaben und vor dem Lernen praktiziert werden. Nr.2 wirkt stressabbauend, nervenstärkend und entspannend, hilft also zum „Runterkommen" nach einem anstrengenden Tag.

Eine Person (hier als „Kind" oder „übendes Kind" bezeichnet) macht die Yogahaltungen nach Anleitung des „Gebenden" (oder auch „Klangbegleiters"), der die Übungen ansagt, die Schalen in die jeweilige Position stellt und anschlägelt.

## Kinder-Yoga-Klangmassage Nr. 1
### für Aufmerksamkeit und Konzentration

*Materialien: Herz- und Beckenschale, Untersetzter, Doppel-Filzschlägel, Yogamatte*

### Ablauf
* das Kind legt sich auf die Matte in die Bauchlage
* die Beckenschale wird auf die Füße gestellt und vom Körper weg dreimal angeschlägelt

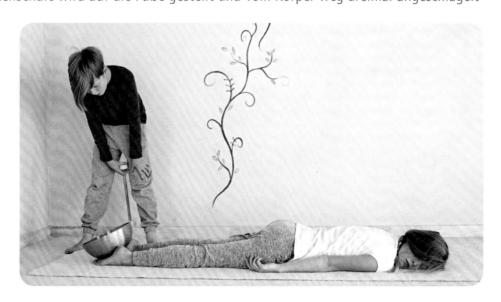

- das Kind soll nun die **dynamische Variation der Kobra** (Seite 41) praktizieren, dafür nimmt der „Gebende" die Herzschale in die Hand, hebt das Kind den Oberkörper an, wird die Herzschale oberhalb des Rückens zwischen den Schulterblättern sanft angeschlägelt, senkt das Kind den Oberkörper ab, wird die Beckenschale auf den Füßen angeschlägelt

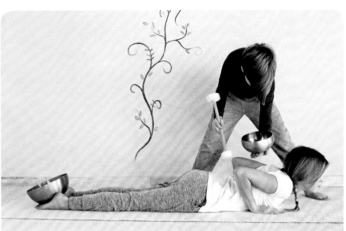 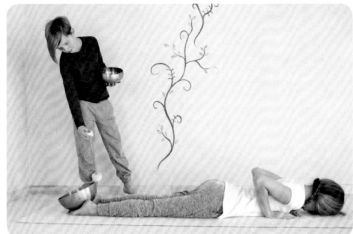

- die **dynamische Variation der Kobra** wird etwa fünfmal wiederholt
- das Kind bleibt für einen Moment in der Bauchlage liegen, bis die Beckenschale auf den Füßen ausgeklungen ist, sie wird dann zur Seite gestellt

- nun kommt das Kind in die **Katze** (Seite 64), auch hier wird dynamisch (zum Rhythmus des Atems) geübt
- die Beckenschale wird unter den Bauch gestellt und immer dann angeschlägelt, wenn der Rücken rund wird

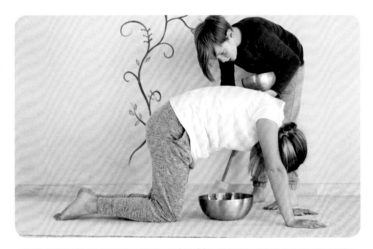

- die Herzschale wird, auf der Hand des „Gebenden" stehend, über dem Rücken auf Höhe der Schulterblätter angeschlägelt, sobald sich der Rücken streckt
- dieser Bewegungsablauf wird fünfmal wiederholt, dann werden Herz- und Beckenschale zur Seite gestellt, das Kind gleitet in die „Stellung des Kindes"

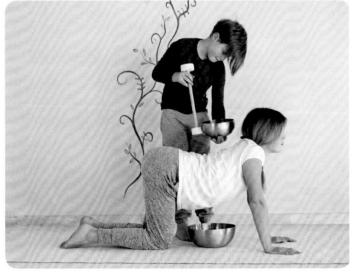

- hier wird die Beckenschale auf den unteren Rücken gestellt und dreimal sanft angeschlägelt, ist der Klang verklungen, wird die Beckenschale zur Seite gestellt

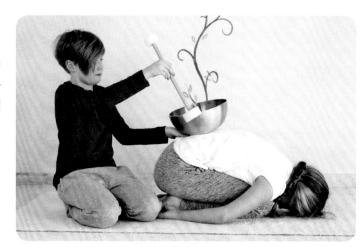

- die Herzschale wird in die Hand genommen und das übende Kind soll sich nun langsam Wirbel für Wirbel aufrichten
- dabei wird die Herzschale am unteren Ende der Wirbelsäule angeschlägelt und begleitet in der Bewegung die Aufrichtung des Rückens und klingt, über dem Kopf gehalten, aus

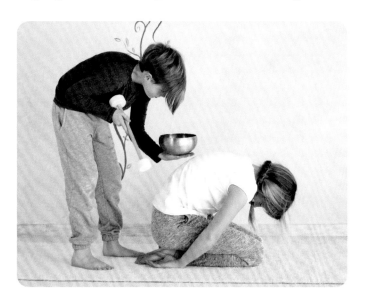 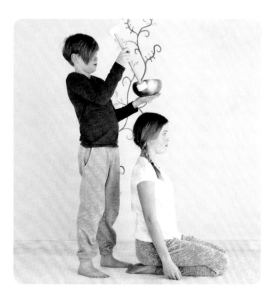

- nun soll das übende Kind dem Klang nur mit der Aufmerksamkeit folgen, wenn möglich bleibt es dabei entspannt sitzen und hat die Augen geschlossen (freiwillig)

- der „Gebende" schlägelt die Herzschale in seiner Hand sanft über dem Kopf an und fährt mit ihr eine liegende Acht, zur rechten und zur linken Seite
- das wird dreimal wiederholt
- danach kann das Kind kurz nachspüren

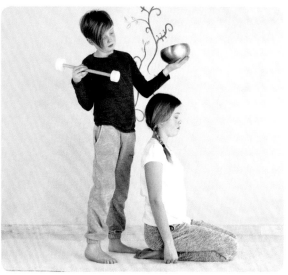

## Wirkungen

- der Ablauf der Yogaübungen und Klangbegleitung wirkt anregend und energetisierend
- die liegende Acht über dem Kopf steigert die Synapsenbildung im Gehirn und fördert Aufmerksamkeit und Konzentration

# Kinder-Yoga-Klangmassage Nr. 2

**für Erdung und Entspannung**

*Materialien: Herz- und Beckenschale, Untersetzter, Doppel-Filzschlägel, Yogamatte*

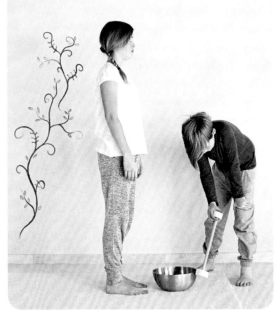

### Ablauf
- das übende Kind stellt sich an den Anfang der Matte
- die Beckenschale wird vor den Füßen positioniert und dreimal vom „Gebenden" angeschlägelt

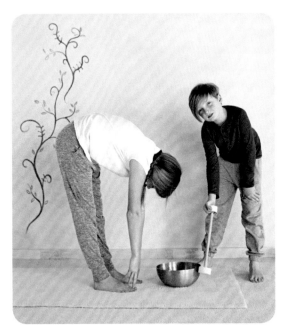

- nun soll das Kind langsam Wirbel für Wirbel nach unten in die stehende **Vorwärtsbeuge** gleiten (Seite 34)

- auch hier wird die Beckenschale dreimal angeschlägelt und nach dem Ausklingen zur Seite gestellt

- das Kind bringt nun einen Fuß nach dem anderen nach hinten in den **Hund** (Seite 47)

- die Beckenschale wird unter dem Körper mittig auf die Matte gestellt, höchstens dreimal angeschlägelt und nach dem Ausklingen zur Seite gestellt

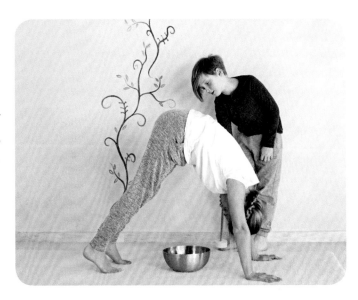

- das Kind geht nun in die **Katze** (Seite 64), auch hier wird die Beckenschale unter den Bauch auf die Matte gestellt und im Atemrhythmus (Bewegungsrhythmus) angeschlägelt, sobald der Rücken rund wird.
- die **dynamische Variation der Katze** wird fünfmal mit Klang wiederholt, dann wird die Schale zur Seite gestellt

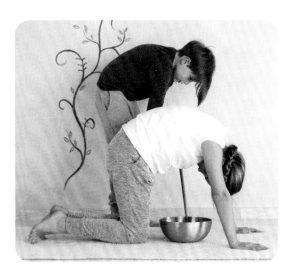

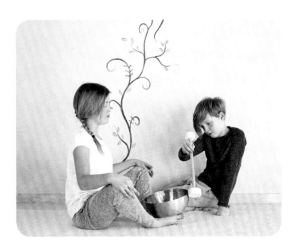

- das Übende Kind setzt sich neben die Fersen und kommt in den **Schmetterling** (Seite 32)

- im Schmetterling wird die Beckenschale auf die Füße gestellt, dreimal angeschlägelt und nach dem Ausklingen zur Seite gestellt

- das Kind darf nun in der **Rückenschaukel** (Seite 72) langsam auf die Matte rollen und dort zum Liegen kommen
- die Beckenschale wird nun am Fußende der Matte positioniert, die Herzschale am Kopfende der Matte
- das Kind übt nun die **dynamische Schulterbrücke** (Dynamische Variation 2, Seite 50) im eigenen Rhythmus
- der „Klangbegleiter" unterstützt den Flow, indem er die Herzschale anschlägelt, sobald das Kind aufrollt, und die Beckenschale anschlägelt, sobald das Kind abrollt
- dieser Bewegungsablauf kann fünfmal wiederholt werden

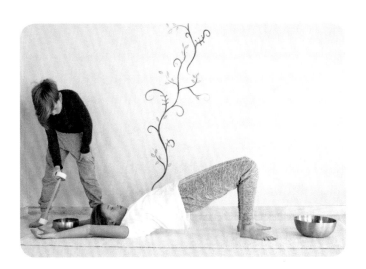

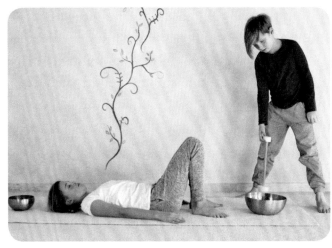

- das Kind beendet die Übung, indem es die Knie zur Brust zieht und sanft von Seite zu Seite schaukelt, danach streckt es seine Beine auf der Matte aus und kommt so in die Rückenentspannungslage

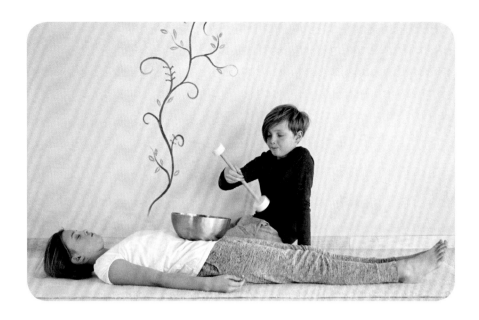

- die Beckenschale wird nun auf den Bauch gestellt, dreimal sanft angeschlägelt und nach dem Ausklingen wieder an das Fußende gestellt

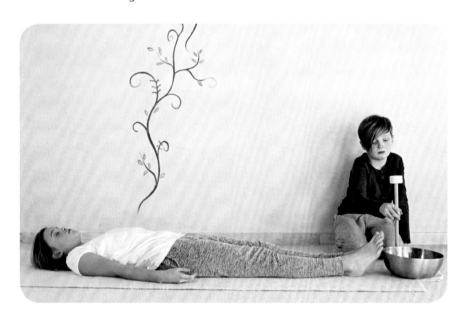

- hier wird die Beckenschale dreimal angeschlägelt, nach dem Ausklingen ist die Übung beendet
- das Kind kann nun noch eine Weile nachspüren und weiterhin entspannen
- zum „Aufwecken" oder zur Rücknahme werden die Zen-Schalen aufsteigend oder die Herzschale angeschlägelt

Wirkungen
- der Ablauf der Yogaübungen und Klangbegleitung wirkt beruhigend und erdend und fördern somit die Entspannung

Tipps:
Stehen die Klangschalen neben dem Körper, so eignen sich die Untersetzter ganz wunderbar, um keine ungewünschten Nebengeräusche zu erzeugen.
Ältere Kinder schaffen es durchaus unter Anleitung eines Erwachsenen, auch mal die Rolle des „Gebenden" und „Klangbegleiters" zu übernehmen, das ist eine große Freude für beide Seiten.

# Kuschelklangmassage mit kleinen Kindern

*Materialien: Unterlage, Beckenschale, Schlägel, kleines Kissen, evtl. Rolle oder Polster*

### Ablauf

* das Elternteil legt sich bequem auf den Rücken mit dem Kopf auf das Kissen, die Füße sind aufgestellt, evtl. kann eine Rolle oder ein Polster unter die Knie gelegt werden
* das Kind setzt sich auf den Bauch des Elternteils und lehnt sich bequem an den Oberschenkeln an, die Füße werden neben dem Kopf des Elternteils gestellt, die Beine locker ausgestreckt
* nun wird die Beckenschale auf den Bauch des Kindes gestellt und ein paarmal in einem ruhigen Tempo angeschlägelt
* beide können den Klang genießen, das Kind die Schwingung und vielleicht werden die Schwingungen so weit übertragen, dass das Elternteil auch etwas spürt
* die Übung kann einige Minuten praktiziert werden

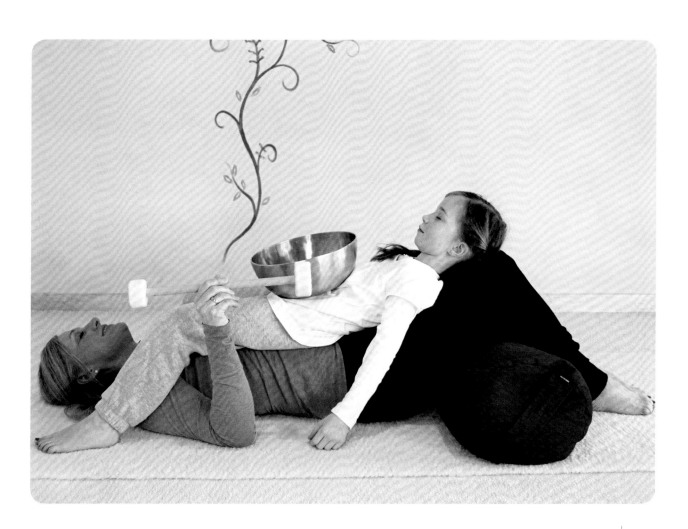

# Kuschelklangmassage mit großen Kindern

*Materialien: Beckenschale, Schlägel, Decke*

## Ablauf

- das Elternteil legt sich bequem in die Rückenlage, die Beine sind locker ausgestreckt, wenn es bequemer für den unteren Rücke ist, können die Füße auch aufgestellt werden
- die Decke wird längs doppelt gefaltet und an einem Ende umgeschlagen, dieses Ende wird neben den Oberkörper des Elternteils gelegt, sodass sich das Kind darauf legen kann (ohne Unterlage ist der Nacken zu sehr gedehnt)
- die Beckenschale wird nun auf den Bauch des Kindes gestellt und vom Elternteil einige Male sanft angeklungen
- beide können dem wunderbaren Klang lauschen und dabei entspannen, das Kind genießt zusätzlich noch die Schwingung der Schale auf dem Bauch und die ruhigen und entspannten Atembewegungen des Elternteils
- die Übung kann einige Minuten praktiziert werden
- nun werden Klangschale und Schlägel beiseite gestellt und gemeinsam nachgespürt

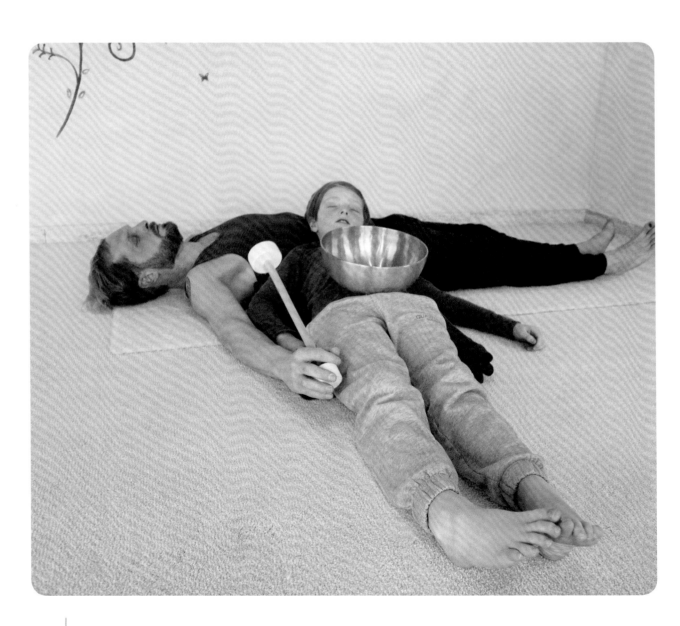

# Eigenklangmassage in Rückenlage

*Materialien: Beckenschale, Filzschlägel, evtl. Kissen und Decke*

## Anleitung

- suche dir einen bequemen Platz auf der Yogamatte, auf dem Sofa oder auf einem Teppich
- bei Bedarf kannst du den Kopf auf ein kleines Kissen legen und dich zudecken, auch durch eine Decke kann man den Klang noch ganz wunderbar spüren
- stelle die Beckenschale nun so auf deinen Bauchraum, dass es angenehm für dich ist
- schlägele die Schale sanft an
- lausche nun dem Klang und spüre die Schwingungen der Schale im Bauchraum
- nimm wahr, wie sich die Schwingungen im Körper verteilen
- lausche dem verklingenden Klang
- schlägele die Schale an, sobald du nicht mehr genug Schwingung wahrnehmen und genug Klang hören kannst
- wiederhole die Übung einige Male
- beende die Übung, indem du die Schale zur Seite stellst und einen Moment nachspürst, wie fühlt sich der Körper jetzt an, wie fühlst du dich jetzt?

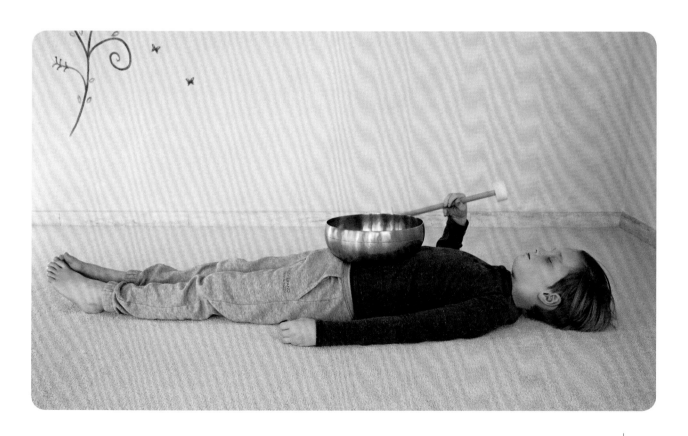

# Eigenklangmassage im „Schmetterling"

Materialien: Beckenschale, Filzschlägel,
evtl. zwei Kissen

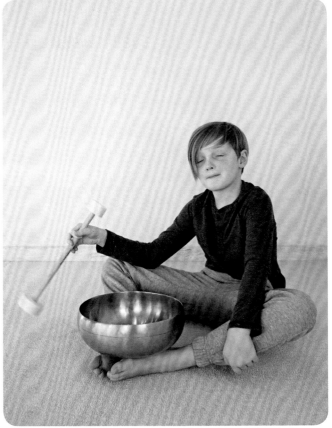

### Anleitung
- suche dir einen geeigneten Platz
- setze dich bequem auf die Matte oder den Teppich und stelle deine Füße auf
- öffne nun die Knie locker zur Seite, bei Bedarf lege Kissen unter die Knie
- stelle nun die Beckenschale auf deine leicht geöffneten Füße, überprüfe, dass sie bequem steht und nicht an den Fußknöcheln drückt
- nimm den Schlägel in die Hand und schlägele die Schale sanft an, den Arm kannst du dabei locker auf deinem Oberschenkel ablegen
- lausche dem Klang und den Schwingungen in den Füßen
- wie weit fließen die Klangschwingungen durch deinen Körper?
- wiederhole die Übung einige Male
- achte darauf, das du bequem sitzt und die Dehnung an der Innenseite der Beine nicht zu intensiv wird
- beende die Übung, indem du die Schale zur Seite stellst und einen Moment nachspürst, strecke die Beine aus und lockere sie bei Bedarf
- wie fühlt sich der Körper jetzt an, wie fühlst du dich jetzt?

# Klang in der „Stellung des Kindes"

Materialien: Beckenschale, Filzschlägel, Untersetzer

### Anleitung
- stelle die Klangschale auf den Untersetzer
- gehe nun in die „Stellung des Kindes" (Seite 37), sodass du den Kopf einige Zentimeter von der Schale entfernt auf den Boden legen kannst
- nimm den Schlägel, schau zuerst, wie du die Schale bequem anschlägeln kannst, ohne jedes Mal aufsehen zu müssen
- dann lege die Stirn ab und schlägele die Schale sanft an
- lausche dem Klang
- spürst du, wie dich die Schwingungen einhüllen, wie in eine schützende, behagliche weiche Decke?
- spürst du vielleicht die Schwingungen, die über den Boden übertragen werden, z.B. an deiner Stirn?

- schlägele die Schale wieder an und genieße
- wiederhole die Übung, solange sie dir gut tut
- beende die Übung, indem du tief ein- und ausatmest, langsam hoch zum Sitzen kommst und bei Bedarf die Beine ausstreckst und lockerst
- wie fühlt sich der Körper jetzt an, wie fühlst du dich jetzt?

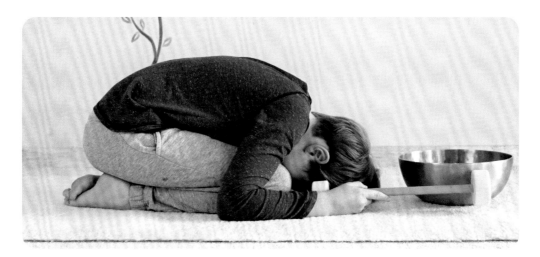

# Herzklang „Ich schenke mir einen Klang"

*Materialien: Herzschale, Filzschlägel*

## Anleitung

- komme in eine bequeme Sitzposition
- nimm die Herzschale, halte sie auf Höhe des Herzens und schlägele sie sanft an
- lausche dem Klang und spüre die Schwingung in deiner Hand
- spüre in dein Herz, der Klang der Herzschale wirkt im Herzen
- wie fühlt es sich dort an, spürst du deinen Herzschlag?
- oder gibt es Herzensangelegenheiten, die dich gerade beschäftigen?
- wenn du magst, kannst du jedes Mal, wenn du die Herzschale anschlägelst, eine Affirmation nennen, für dich im Geiste, z.B. „ich bin mutig", „ich bin liebevoll", „ich bin liebenswert", „es geht mir gut" oder „Freude durchströmt meinen Körper"

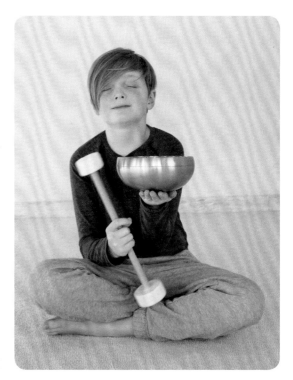

- wenn du magst, kannst du die Schale auch einmal auf die andere Hand stellen, um auch dort die Schwingung zu spüren
- beende die Übung, sobald dir der Arm zu schwer wird oder du dir genug Klang und schöne Gedanken geschenkt hast

# Entspannung für zwischendurch – Übungen und Rituale mit Klang und Affirmationen

Affirmationen sind positive, bejahende Botschaften an sich selbst, die bei regelmäßiger Anwendung neue, befreiende und inspirierende Gedankenmuster schaffen.

Affirmationen unterstützen unsere Fähigkeit, das eigene Verhalten zielsicher zu steuern. Somit leisten sie einen zuverlässigen Beitrag zur Persönlichkeitsentwicklung.

## *Zaubersuppe kochen* (vgl. Die sitzende Vorwärtsbeuge, Seite 34)

Um kraftvoll und stark im Leben zu sein, braucht man viele gute Eigenschaften! Jedes Kind darf sich nun überlegen, welche Eigenschaft es in die Zaubersuppe geben möchte!

### Ablauf

- die Kinder sitzen im Kreis um eine Beckenschale herum, die Beine sind gestreckt, die Füße sind vor der Beckenschale, berühren sie aber nicht (damit der Klang nicht gedämpft wird)
- jedes Kind ist einmal dran, darf die Schale anschlägeln und dabei sagen, welche positive Eigenschaft es in die Zaubersuppe packt
- die Kinder können die Schwingungen der angeschlägelten Schale unter ihren Füßen und vielleicht sogar in den Beinen spüren; sie können sich vorstellen, dass sich die jeweilige positive Eigenschaft im Körper verteilt
- befindet sich Wasser in der Schale, kann das Zauberwasser, aufgeladen mit positiven Eigenschaften, getrunken werden

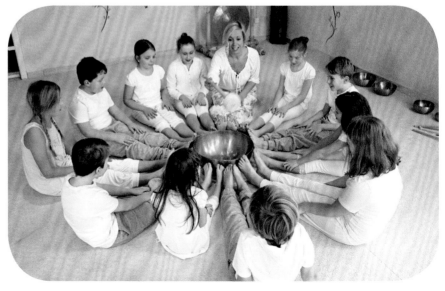

# Zauberkraft atmen

In der Vorstellung können wir bestimmte positive Eigenschaften einatmen, damit sie sich (ausatmend) im Körper ausbreiten und verankern.

## Ablauf

- die Kinder sitzen bequem im Kreis, die Beckenschale steht in der Mitte, sodass sie von jedem Kind gut mit dem Schlägel erreicht wird
- das erste Kind in der Reihe nimmt sich die Herzschale und den Schlägel
- es überlegt sich eine positive Eigenschaft und benennt sie
- es schlägelt die Herzschale an und sagt: „Ich atme.... (z.B. Mut) ein", ausatmend schlägelt es die Beckenschale an und sagt: „Ich bin.... (mutig)" (dabei können die anderen Kinder mitsprechen)
- jedes Kind ist einmal an der Reihe
- bei Bedarf kann den Kindern geholfen werden und es kann gemeinsam nach positiven Eigenschaften gesucht werden

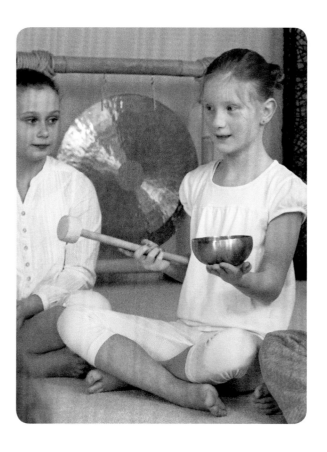

## Wirkungen

- fördert positives Denken
- unterstützt die Persönlichkeitsentwicklung
- stärkt das Selbstbewusstsein

# Die Zauberlotusblüte

*Materialien: Quadratisches Papier, Schere, große Klangschale (Beckenschale), Schlägel, Wasser*

## Ablauf

- die Lotusblüten werden nach Anleitung mit den Kindern oder ohne sie gebastelt (siehe Fotos nächste Seite)
- das Wasser wird in die Klangschale gegossen und einige Male angeschlägelt
- dann werden die Blüten langsam auf die Wasseroberfläche gelegt und die Schale wird weiterhin angeschlägelt
- die Kinder können beobachten, wie die Blüte sich öffnet

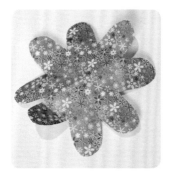

**Tipp: Ich benutze doppelseitig bedrucktes Papier, dann ist der Überraschungseffekt größer. Ältere Kinder können beim Basteln helfen und nette Botschaften in die Blüte schreiben.**

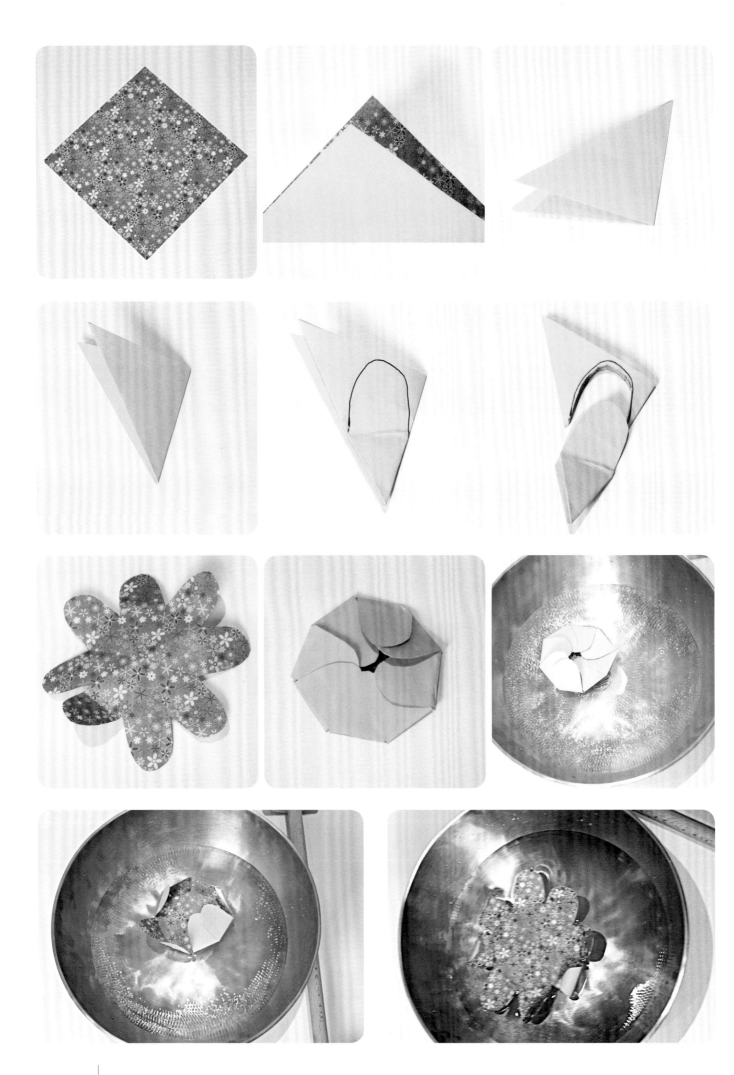

# Familienritual „Ich schenke dir einen Klang"

Besonders innerhalb der Familie ist es wichtig, immer wieder an die Stärken im Anderen (und in uns selbst) zu erinnern.

## Ablauf

- die erste Person nimmt eine Schale ihrer Wahl und stellt sie auf ihre Handfläche, in der anderen Hand hält sie den Schlägel
- die anderen Familienmitglieder legen jeweils eine Hand unter die Hand, welche die Klangschale hält
- der Klang-Gebende schlägelt die Schale an und sagt dabei: „Ich wünsche uns..... (z.B. Glück, Liebe, Zuversicht, Freude ...)"
- wer mag, kann die Augen schließen, dem Klang lauschen, bis er verklingt, und in die Hand spüren, die mit den anderen Händen verbunden ist; dabei kann man entweder gemeinsam oder jeder für sich eine Affirmation (die zur gewünschten Eigenschaft passt) wiederholen, z.B. „Ich bin.... (glücklich, liebevoll oder liebenswert, zuversichtlich, freudevoll)"
- ist der Klang der Schale verklungen, darf das nächste Familienmitglied die Schale halten, anschlägeln und einen Wunsch aussprechen
- jeder ist einmal an der Reihe

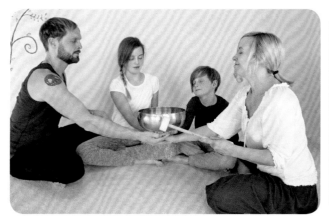 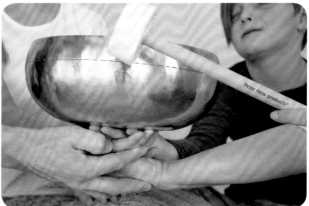

Diese Übung kann auch als Morgenritual praktiziert werden,  jeder sendet einen guten Wunsch für den Tag an alle anderen.

Als Abendritual kann die Schale von jedem einmal angeschlägelt werden und dabei wird erzählt, was an dem Tag Gutes passiert ist und wofür man dankbar ist.

**Tipp von Sebastian, Familienvater:**

**Bei uns steht eine Klangschale auf dem Küchentisch. Die ist schön anzusehen und wird nicht nur bei Ritualen eingesetzt. Auch wenn unsere Gespräche am Tisch etwas unruhiger werden, klingt jemand die Schale an. Dann atmen wir alle tief ein und aus, es geht danach ruhiger und friedlicher weiter.**

## Wirkungen

- stärkt das Zusammengehörigkeitsgefühl und die familiäre Bindung
- fördert positives Denken
- vermittelt Sicherheit und stärkt das Selbstvertrauen

# Familienritual „Tankstelle"

Eltern und Kinder sind mental innig und dauerhaft miteinander verbunden.
Durch verschiedene Umstände, z.B. viel Arbeit, wenig Zeit oder sogar Streit, kann diese „Verbindung" geschwächt werden. Folgende Übung kann helfen, die Verbindung zu stabilisieren und zu festigen.

### Ablauf
* Elternteil und Kind sitzen sich gegenüber
* die linken Hände werden jeweils auf das Herz des Gegenüber gelegt
* die rechten Hände werden auf die linke des anderen gelegt
* wer mag, kann die Augen schließen und den Herzschlag des anderen wahrnehmen
* man kann sich dabei auch in die Augen sehen
* der Atem fließt frei ein und aus
* die Position kann beliebig lange gehalten werden

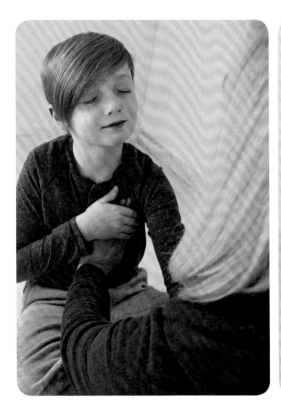 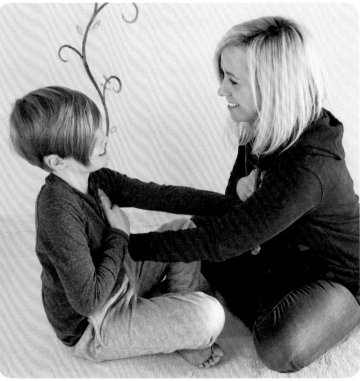

**Tipp: Mein Sohn nennt diese Übung „Oxytocin Tankstelle".**
Oxytocin wird auch als „Kuschelhormon" bezeichnet und spielt im Verhalten zwischen Mutter und Kind eine wichtige Rolle. Auch allgemein stärkt dieses Hormon soziale Interaktionen.

### Wirkungen
* stärkt das Zusammengehörigkeitsgefühl und die familiäre Bindung
* vermittelt Sicherheit und stärkt das Selbstvertrauen

# Klang-Konzentrationsübung

## Ablauf

- das Kind sitzt bequem auf einem Stuhl
- das Elternteil stellt sich hinter das Kind mit der Herzschale in der Hand
- das Kind kann, wenn es mag, die Augen schließen
- nun wird das Kind aufgefordert, dem Klang mit der Aufmerksamkeit zu folgen
- die Herzschale wird einige Zentimeter über dem Kopf sanft angeschlägelt und in einer liegenden Acht rechts und links über den Kopf geführt
- in der nächsten Runde führt man die angeschlägelte Schale zunächst links und danach rechts in einer liegenden Acht über den Kopf
- jede Seite wird zweimal wiederholt
- dann lässt man die Herzschale über dem Kopf verklingen

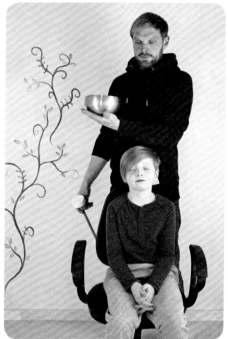 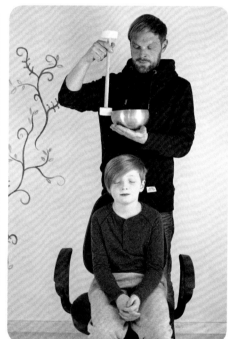 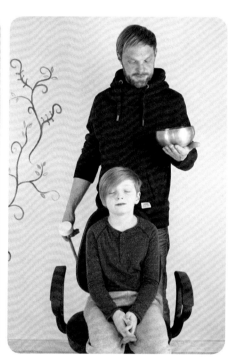

## Wirkungen

- steigert Aufmerksamkeit und Konzentration
- fördert die Synapsenbildung im Gehirn

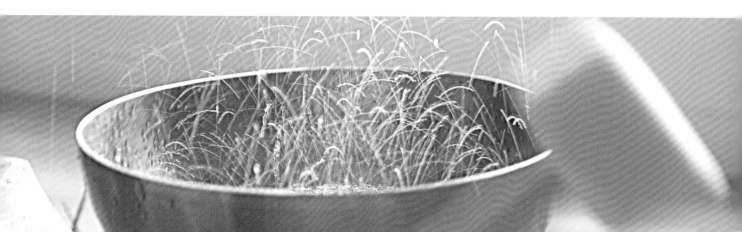

# ANHANG

## Die Autorin: Tina Buch

Erzieherin, Yogalehrerin (BYV), Kinderyogalehrerin (KYA), EMILY HESS®-Klangyogalehrerin, Peter Hess®-Klangmassagepraktikerin, Entspannungstrainerin für Fantasie- und Klangreisen (PHI), Entspannungspädagogin.

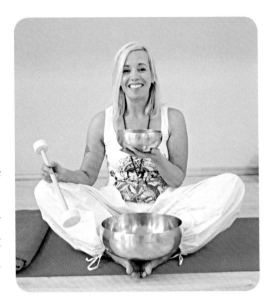

Seit 2007 arbeitet sie mit ihrem eigenen Konzept EASY KIDS, 2010 eröffnete sie ihre eigene Yogaschule „Yoga mit Tina" in Höxter-Ovenhausen.
Sie war Referentin bei den Kinderyoga-Kongressen 2011, 2013, 2015 und 2017.
Seit 2016 ist sie autorisierte Seminarleiterin am Peter Hess® Institut für Emily Hess®-Klangyoga. Als „Klangyoga Botschafterin" präsentiert sie diese wunderbare Methode auf Yogamessen, Kongressen, Festivals und Fachtagungen.
Sie entwickelte das Konzept Emily Hess®-Klangyoga für Kinder und leitet die gleichnamigen Seminare. Seit 2017 ist sie Seminarleiterin bei „Neue Wege Reisen" und „Yoga Vidya". Seminare und Yogareisen bietet sie im In- und Ausland an.

> **Kontakt**
> Tina Buch             info@yoga-mit-tina.de
> Bergwinkel 18      www.yoga-mit-tina.de
> 37671 Höxter       www.klangyogakinder.de
> Tel.: +49 (0) 5278/331

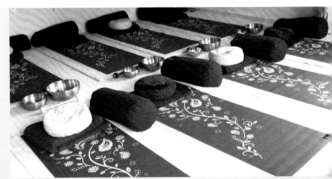

**Alle aktuellen Termine (Workshops, Fortbildungen, Seminare, Yogareisen, etc.) mit Tina Buch unter:**

## www.yoga-mit-tina.de

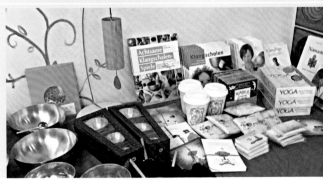

**Peter Hess® Qualitätsklangschalen und Zubehör, sowie Fachliteratur zu den Themen Yoga und Klang findest du in meinem Webshop**

## www.omshantishop.de

*Gerne berate ich dich persönlich am Telefon und sende Video-Klanghörproben.*

# Danksagung

Herzlichen Dank an Emily Hess, die mich durch die wunderbaren Erfahrungen, die ich bei ihrer Klangyoga-Ausbildung machen durfte, dazu inspirierte, das Konzept „Klangyoga für Kinder" zu entwickeln und das gleichnamige Buch zu schreiben. Ich bin dankbar, dass sie von Anfang an an mich geglaubt und mein Vorhaben in jeglicher Richtung unterstützt hat.

Natürlich möchte ich mich auch bei Peter Hess bedanken, der die Klangmassage entwickelt hat. Diese Methode ist Grundlage vom Klangyoga, deren Wirksamkeit durch zahlreiche Studien erforscht und bestätigt wurde. Danke für den Zuspruch und die Unterstützung, das Buch zu verwirklichen.

Herzlichen Dank an Thomas Bannenberg für die kreative, freudvolle und fundierte Vermittlung von Kinderyoga in Theorie und Praxis. Seine moderne und bodenständige Art, Yoga zu unterrichten und zu vermitteln, haben mich sehr inspiriert und mir dabei geholfen, mich in meinem Yoga zu finden. Toll, dass er mir auch nach Jahren immer noch beratend zur Seite steht.

Yoga Vidya danke ich für die Möglichkeit einer sehr umfassenden und fundierten Yogalehrerausbildung. Allen Yogalehrern, -Ausbildern und -Meistern auf meinem Yogaweg möchte ich für die zahlreichen Informationen, Inspirationen und vor allem für die wunderbaren Erfahrungen auf allen Ebenen danken......

Herzlichen Dank an Ulli Krause und Christina Koller für das geduldige und konstruktive Lektorat.
Sandra Lorenz danke ich für die wunderbaren und kreativen Ideen sowie die liebevolle Umsetzung meiner Vorstellungen im Layout.

Heike Ronnebäumer danke ich dafür, das sie ihre zauberhafte „bewegte Sonnenblumenmeditation" für das Buch zur Verfügung gestellt hat.

Ich danke meiner Yogakollegin und Freundin Sabine Voss vom Ruheraum Paderborn für ihr Feedback und ihre Inspirationen.

Meiner Freundin Nina Möhle-Berg danke ich u.a. für ihre wunderbaren Yogastunden, die mir besonders in der Buchprojektphase geholfen haben, in meiner Mitte zu bleiben.

Herzlichen Dank an alle Kinder und Familien, die mich mit ihrer Teilnahme an meinen Klangyoga-Angeboten, bei den Fototerminen und mit ihrem Feedback unterstützt haben.
Ein besonderen Dank geht hier an: Silke, Marcus, Jarne, Svea, Petra, Janne, Ole, Andrea, Nora, Monika, Samuel, Karina, Sophia, Tessa, Lina, Mia, Fatima, Moritz, Leon, Johannes, Sebastian, Lenny und Maya!

Vor allem möchte ich meiner Familie danken!
Meinem lieben Papa, der immer an mich geglaubt hat und dessen Liebe mich immer noch wärmt, auch wenn ich ihn nicht mehr in den Arm nehmen kann - wir sind für immer verbunden!
Meiner Mama danke ich dafür, dass sie mich unterstützt mit Zeit, Zuspruch und Liebe.

Meinem Mann Sebastian danke ich dafür, dass er schon seit Jahren alle meine Ideen geduldig, aber auch begeistert unterstützt und mich immer wieder aufbaut und motiviert.

Ein riesengroßes Dankeschön geht an meine Kinder Maya Luna und Lenny für ihre zahlreichen tollen Ideen, die einen unverzichtbaren Beitrag zu diesem Buch geleistet haben.

Eure Tina Buch

# Literaturliste und Empfehlungen

**Peter Hess/Emily Zurek (Hess):** Klangschalen - Mit allen Sinnen spielen und lernen (Kösel 2015)

**Peter Hess:** Klangschalen - Mein praktischer Begleiter (Verlag Peter Hess 2015)

**Peter Hess:** Klangschalen für Gesundheit und innere Harmonie (Irisiana Verlag 2014)

**Peter Hess:** Die heilende Kraft der Klangmassage. Entspannen, Stress abbauen, Schmerz lösen mit Klangschalen. Mit Audio-CD. (Irisiana Verlag 2012)

**Emily Hess:** KlangYoga: Freude · Rhythmus · Kraft - Der Weg zur inneren Freiheit (Windpferd 2016)

**Europäischer Fachverband Klang-Massage-Therapie e.V.:** Fachzeitschrift Klang-Massage-Therapie 9/2014: Entwicklung und Forschung rund um die Peter Hess®-Klangmethoden.

**Petra Emily Zurek (Hess):** Fanello - Klingende Fantasiereisen für Kinder (Verlag Peter Hess 2011)

**Anna Trökes:** Die Yogabox (Gräfe und Unzer Verlag)

**Anna Trökes:** Das große Yogabuch (Gräfe und Unzer Verlag 2010)

**Yoga Vidya:** Das große Hatha Yoga Buch (Yoga Vidya Verlag 2016)

**Beate von Dülmen:** Klingen spüren schwingen (Ökotopia Verlag 2013)

**Thomas Bannenberg:** Yoga für Kinder (Gräfe und Unzer Verlag 2005, 2013)

**Thomas Bannenberg:** Yoga mit Yogichi (Bannenberg Verlag 2011)

**Ursula Salbert:** Ganzheitliche Entspannungstechniken für Kinder (Ökotopia Verlag 2006)

**Ursula Salbert:** Das Kinderyoga Spielebuch (Ökotopia Verlag 2012)

**Gerti Nautsch:** Kinder fördern mit Yoga (akashara Verlag 2009)

**Sonja Zerneck:** Komm wir machen Yoga (Südwest Verlag 2013)

**Andrea Helten:** Yoga für dich und dein Kind (Riva Verlag 2017)

**Ilona Holtendorf/Petra Proßowsky:** Kleine Yoga Rituale für jeden Tag (Verlang an der Ruhr 2010)

**Nina Möhle-Berg:** Namaste! Kinder- und Jugendyoga (erschienen im Eigenverlag 2015)

**Gerald Hüther:** Bedienungsanleitung für ein menschliches Gehirn (Vandenhoeck und Ruprecht 2010)

**Gerald Hüther:** Mit Freude lernen, ein Leben lang (Vandenhoeck und Ruprecht 2010)

**Gerald Hüther/Inge Michels:** Gehirnforschung für Kinder (Kösel 2009)

# Musiktipps

**Kinderyoga-Lieder zum Üben und Mitsingen:**

**Mai Cocopelli:** Mai Cocopelli und der kleine Yogi (Cocopelli Music 2010)

**Mai Cocopelli:** Sing kleiner Yogi (Cocopelli Music 2015)

**Mantra-Musik zum Mitsingen und Entspannen:**

**Anna Avramidou/Inge van Brillemann:** Sound of Mantra (Verlag Peter Hess 2015)

**Janin Devi:** Jay Ma (Namaste Records 2013)

**Janin Devi:** The Divine Game (Janin Devi Records 2010)

**Janin Devi:** Nightmantra (Namste Records 2014)

**Frauke Richter und Klaus Heiz:** En Camino (Yogi Town Records 2015)

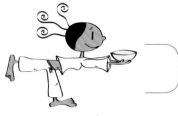

# Linktipps

- **www.peter-hess-institut.de**
  Peter Hess® Institut: Aus- und Weiterbildung in der Peter Hess®-Klangmassage, Klangpädagogik,
  KliK®-Klingende Kommunikation und weiteren Klangmethoden

- **www.emilyhess-klangyoga.com**
  Seminare, Retreats und Weiterbildung in Emily Hess®-Klangyoga und Emily Hess®-Klangyoga für
  Kinder by Tina Buch

- **www.klangyogakinder.de**
  Fort- und Weiterbildungen mit Tina Buch

- **www.kinderyoga-akademie.de · www.kinderyoga.de**
  Kinderyoga-Akademie Thomas Bannenberg – Kinderyogalehrerausbildung

- **www.yoga-vidya.de**
  Yoga Vidya – Yogaseminare und Yogalehrerausbildungen

- **www.klang-dialog.com**
  Peter Hess® Zentrum in Nottuln & Praxis von Heike Ronnebäumer
  Seminare zu den Peter Hess®-Klangmethoden, Emily Hess®-Klangoyga für Kinder by Tina Buch,
  KliK®-Workshops und weitere Entspannungsangebote

> Kontaktadressen von Emily Hess®-KlangyogalehrerInnen für Kinder und
> Infos zu Kursangeboten: **www.klangyogakinder.de**

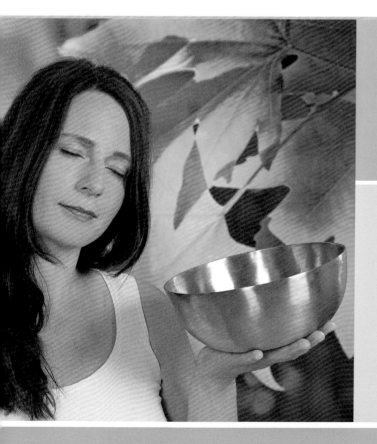
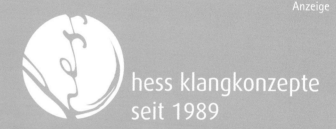

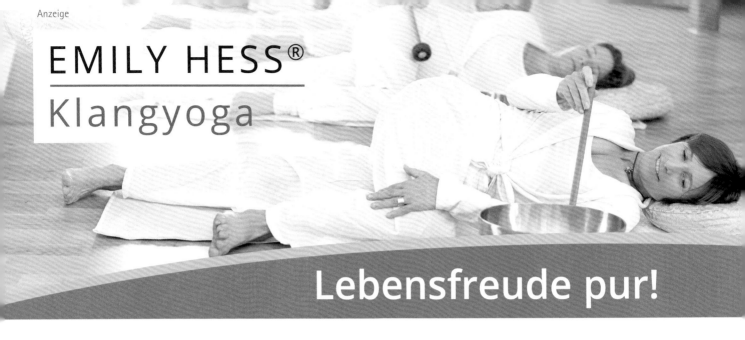

# EMILY HESS®
## Klangyoga

# Lebensfreude pur!

*Sich im Klang von Klangschalen, Gongs und Mantren zu bewegen, ganz sanft nach innen hörend, ist eine tiefe Begegnung mit sich selbst. Menschen mit Klang auf körperlicher, emotionaler und geistiger Ebene anzusprechen, ist das Anliegen des Emily Hess®-Klangyogas.* (Emily Hess)

**Erfahren Sie selbst die Leichtigkeit und Freude dieses außergewöhnlichen Yoga-Stils, z.B. beim:**

### Emily Hess®-Klangyoga Retreat
*für Yogapraktizierende*

Manchmal brauchen wir einfach Zeit für uns! Dieses Retreat ist eine Einladung, getragen von der einzigartigen Verbindung von Klang und Yoga in schöner Umgebung mit Gleichgesinnten ein paar Tage ganz einzutauchen in das eigene SEIN – Zeit zum Entspannen, Wohlfühlen, Genießen und die Seele baumeln lassen.

### Emily Hess®-Klangyoga Teachertraining
*für Yogalehrer oder Yogapraktizierende*

Die besondere Verbindung von Klang und Yoga wird Ihrem Unterricht eine einzigartige Note verleihen. Auf den Wellen des Klangs gelangen Atmung und Lebensenergie tiefer in den Körper. Die Asanas und Meditationen werden zu einem rhythmischen Erlebnis. Die Seele darf sich endlich entspannen und hingeben.

Die Emily Hess®-Klangyogaseminare finden auch in folgenden Peter Hess® Akademien im Ausland statt:

- **Belgien/Frankreich** · *www.peter-hess-academy.be*
- **Dänemark** · *www.nordlys.dk*
- **Finnland** · *www.medi-sound.fi*
- **Griechenland** · *www.ixos-masaz-therapeia.com*
- **Portugal** · *www.peter-hess-academy.compt*
- **Schweiz** · *www.ein-klang.ch*
- **Spanien** · *www.christine-heckel.com/de*

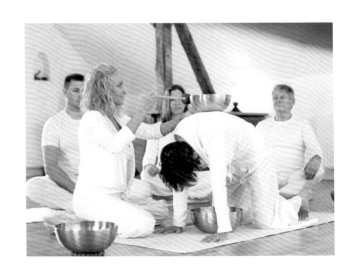

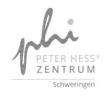

**Peter Hess® Zentrum (PHZ)**
Dorfstraße 7 · D-27333 Schweringen · Seminarberatung Tel.: +49 (0) 4252-9389114
www.emilyhess-klangyoga.com · www.peter-hess-zentrum.de

# Verlag Peter Hess

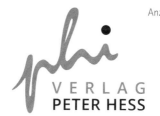

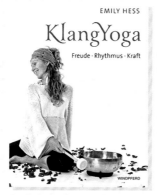
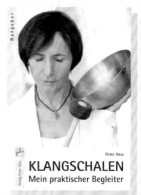
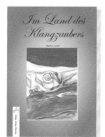
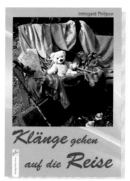
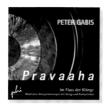
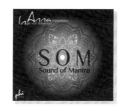
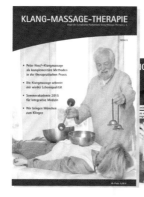
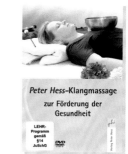
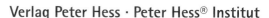

## Verlag Peter Hess · Peter Hess® Institut

Ortheide 29 · 27305 Bruchhausen-Vilsen
Telefon: +49 (0) 4252-9389114 · E-Mail: info@peter-hess-institut.de

Weitere Veröffentlichungen und Informationen finden Sie unter:
**www.verlag-peter-hess.de**

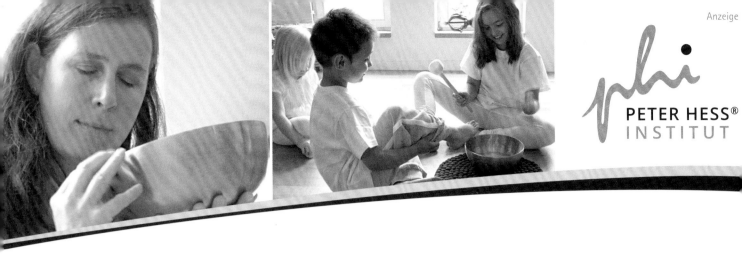

# Das Peter Hess® Institut: Praxis · Lehre · Forschung

## Die Peter Hess®-Klangmassage – Basis der Peter Hess®-Klangmethoden

Wir bieten seit 30 Jahren professionelle Aus-, Fort- und Weiterbildungen in der Peter Hess®-Klangmassage mit Klangschalen und den darauf gründenden Peter Hess®-Klangmethoden. In Zusammenhang mit „Klangyoga für Kinder" empfehlen wir Ihnen aus unserem umfangreichen Angebot von mehr als 90 Fachseminaren vor allem folgende Kurse:

### Workshops: *Die Workshops finden in mehr als 40 Städten Deutschlands statt!*

**Klangschalen – Mit allen Sinnen spielen u. lernen**
Spielerisch erfahren Sie in diesem 5-stündigen Workshop, wie Kinder die Klangschalen mit allen Sinnen erfahren und selbständig nutzen können. Die erlernten Förderspiele stärken u.a. Wahrnehmung, Konzentration, soziale Kompetenz und Kreativität.

**Entspannung mit Klangschalen**
Dieser 4-stündigen Workshop bietet Ihnen vielfältige Klangerfahrungen. Sie erleben die positive Wirkung der klingenden und schwingenden Klangschalen, sodass Sie mit den gewonnenen Erfahrungen und Impulsen Ihren Alltag selbst bereichern können!

### Seminare:

**Fantasiereisen I: Klangräume gestalten**
In diesem Seminar lernen Sie die Wirkung von Fantasiereisen und Texten durch den kreativen und gezielten Einsatz von Klangschalen und Gongs zu vertiefen und damit die gewünschte Intention lebendig und kraftvoll zum Ausdruck zu bringen.

**Urvertrauen mit Kindern – „Das kleine Glück"**
Erfahren Sie, wie Kinder mit Hilfe gezielter Klangsettings in den Genuss von Ruhe, Entspannung und einem „kleinen Glück" kommen können. Wertschätzung und Achtsamkeit sind wichtige Begleiter auf dem Weg zu diesen „inneren Schätzen".

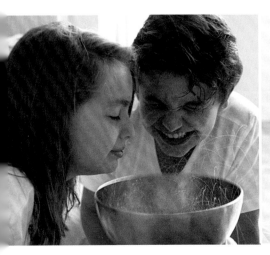
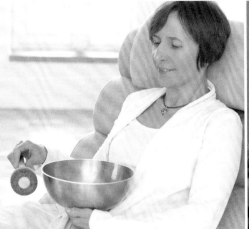
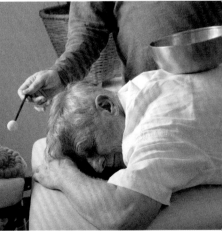

Peter Hess® Institut (PHI)
Ortheide 29 · 27305 Bruchhausen-Vilsen · Tel.: + 49 (0) 4252-9389114
E-Mail: info@peter-hess-institut.de · **www.peter-hess-institut.de**